ピンクリボン咲いた!

認知率95%のひみつ

岡山慶子
髙木富美子

BOOKEND

ピンクリボン咲いた！

認知率95%のひみつ

凡例

文中の組織名は初出のみ正式名称で表記し、以降略称を採用したものがあります。また、認定特定非営利活動法人は認定NPO法人、非営利活動法人はNPO法人と表記しています。

目次

Part 2

ピンクリボン成功のひみつ

寄稿

コラム

資料編

はじめに

本書は、日本のピンクリボン運動の黎明期から現在までの軌跡を、乳房健康研究会の活動を通して記したものである。同時に、運営を担ってきた株式会社朝日エルが、企業として培ってきたノウハウを駆使して、なじみのない社会活動を日本に根付かせるため、さまざまなものを動かそうとした記録でもある。

パート1では、運動の立ち上げから日本初の「ラン＆ウオーク」の大会成功までを中心に、私たちのピンクリボン活動の根幹となったスピリットについて綴った。

パート2では、それぞれの場面で発想の在りようや工夫点を、社会貢献の活動に携わる組織やグループの一助になることを願い、具体例を挙げながら開示している。

認定ＮＰＯ法人乳房健康研究会が二〇一三年に行った「乳がん検診に関する調査」で、ピンクリボンの認知率は九五％を記録した。この数字は、もちろん、私たちだけでなく参画してきた全ての団体、企業、メディア、そしてひとりひとりの活動の賜物である。本書をまとめるにあたり、私たちの実績もこの方々との協働なしに成し遂げることはできなかったと痛感している。

多くを紹介することはできなかったが、本書の上梓によって、感謝の気持ちをお伝えできれば幸いである。

二〇一四年一二月　髙木富美子

Part 1
ピンクリボン・ストーリー

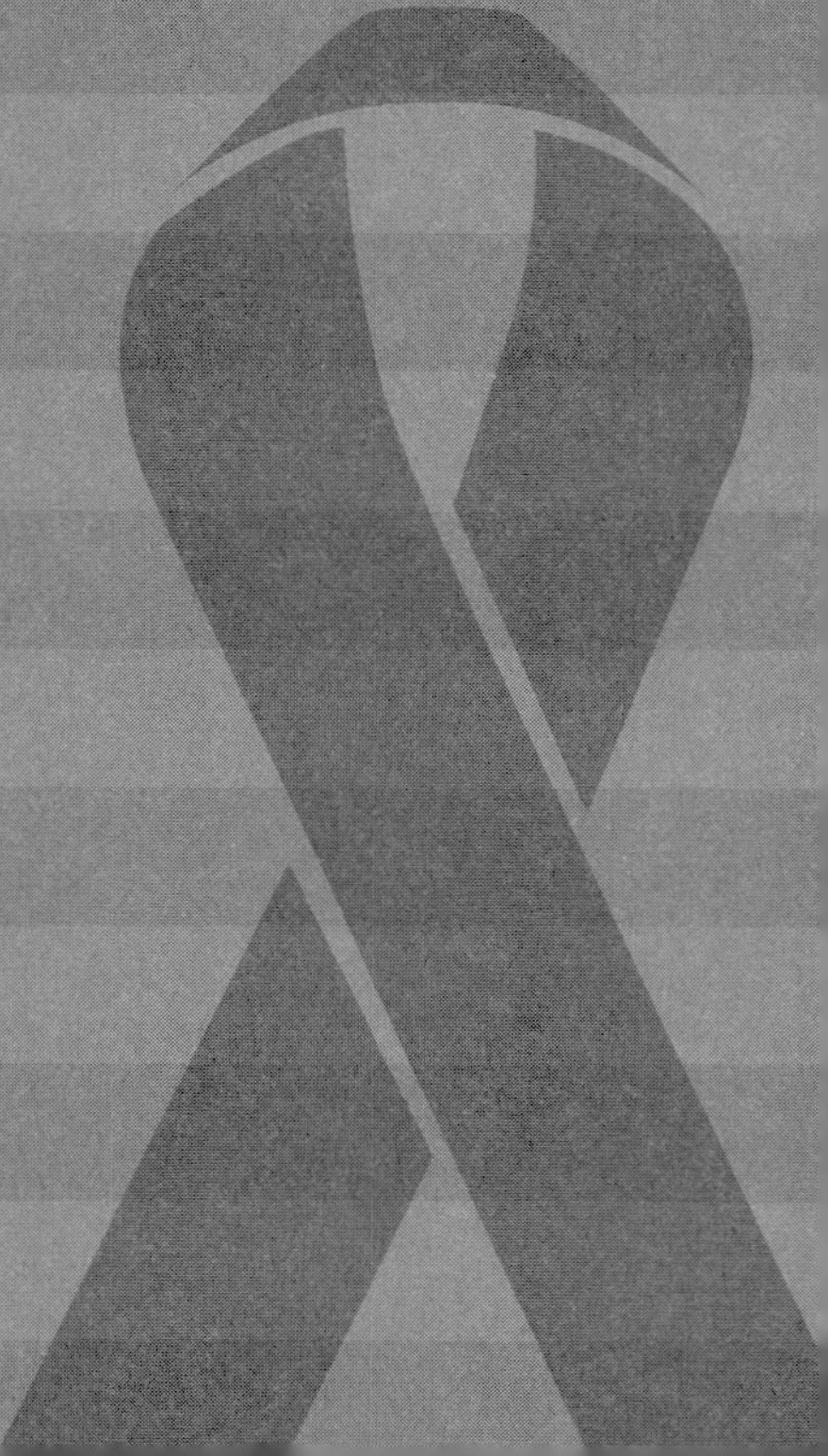

第一章

ピンクリボンを日本に！

四人の医師が乳がんの早期発見の重要性を啓発するために、アメリカから全世界にひろまったピンクリボン運動を日本に導入しようと立ち上がったのは、二〇〇〇年のことである。それから一五年が経ち、今や患者や家族、医療関係者、行政、地域、企業など、さまざまな人々を巻き込んだ運動として、ピンクリボンの花は日本各地で開花している。

日本における乳がん死亡率が、二〇一一年をピークに減少傾向に転じるなか、厚生労働省は二〇〇七年に、五か年計画でマンモグラフィ検診の受診率を五〇％にする目標を立てた（「がん対策推進基本計画」）。ピンクリボンは、こうした動きとも密接にかかわりつつ、また女性の健康をめぐる時代的変化にも大きな影響を受けながら、歴史を重ねてきた。

本章では、まず日本でピンクリボン運動が展開するまでのストーリーと、その背景にある日本的な文化や時代の様相について振り返ってみたい。

それはアメリカで始まった

年に一度、アメリカのプロ野球選手のバットやリストバンドがピンクに染まる——。

これは、メジャーリーグが母の日に行う恒例の演出。選手たちは、ピンクカラーを身につけて、「乳がん早期発見キャンペーン」への賛同を示している。鮮やかなピンクが躍動する球場は祝祭ムードにつつまれ、そのなかで啓発運動がひろがっていく。この明るさこそ、ピンクリボンが世界中にひろまり、支持されているゆえんである。

ピンクリボン運動は、乳がん先進国のアメリカで八〇年代に始まった。フォード、レーガン元大統領の夫人がともに自らの乳がん体験を公表し、一九九三年にエスティ・ローダーのエヴリン・ローダー副社長（当時）が「乳がん研究基金」を設立してピンクリボン運動を展開するやいなや、著名人や企業を巻き込んでの一大キャンペーンとなった。

さらに、母親が乳がん患者だったクリントンは、大統領時代に一〇月の第三金曜日を「ナショナルマンモグラフィデイ」に制定した。このような国レベルでの取り組みのなか、多くの市民団体も草の根で参加するようになると、アメリカ全土はもとより、ヨーロッパやアジアにひろまり、世界的な運動へと発展した。そして、欧米では九〇年代には乳がんで亡くなる人の数も徐々に減少に転じていく。

この運動の目的は、乳がんについて知り、早期発見の大切さをひとりでも多くの人々に知ってもらうことにある。その象徴であるピンクリボンは、「気づき」と「行動」の世界共通のシンボルマークとして、今やひろく認知されている。冒頭で紹介したピンクの野球用具も、ピンクリボンの精神が、妻や母を思う男性にまで浸透していることを表している。

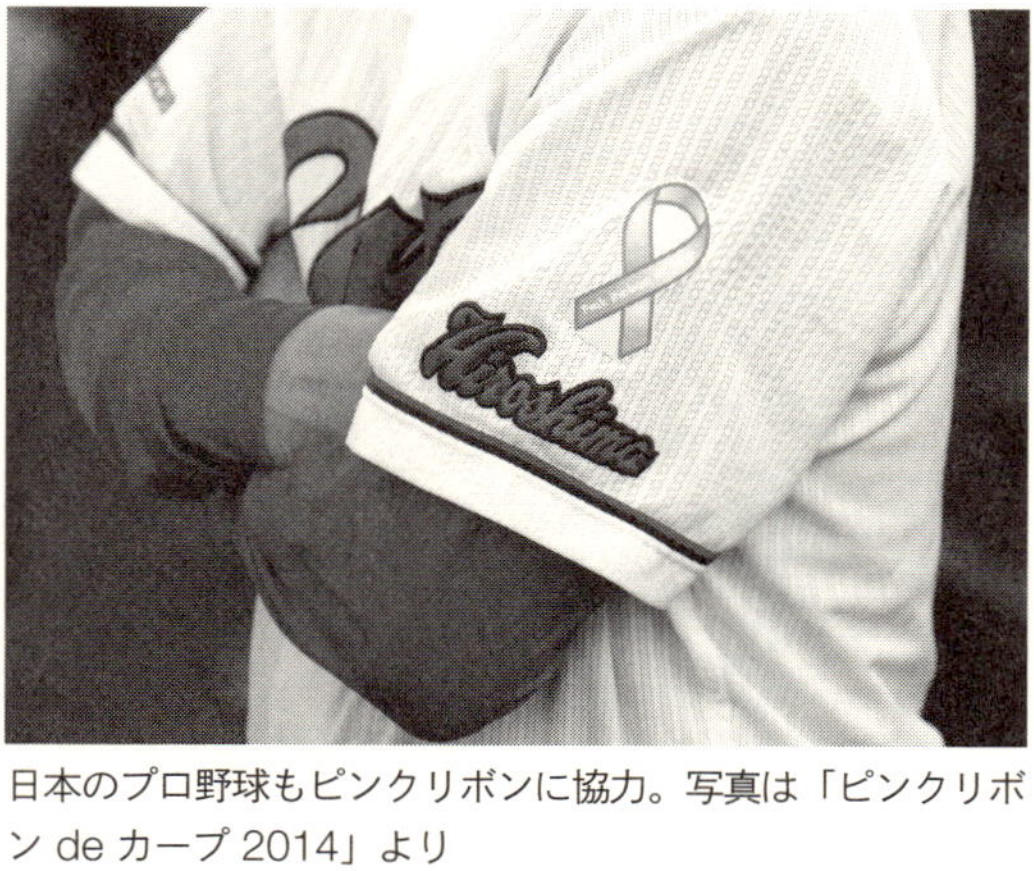

日本のプロ野球もピンクリボンに協力。写真は「ピンクリボン de カープ 2014」より

Column

ストップ！日本の乳がん増加

日本における乳がん罹患数は、1980年14,447人から急激に増加し、2007年には6万人を超えた。いまや、日本女性の12人に1人が生涯の間に乳がんにかかるといわれる。乳がんによる死亡数も30年間増加をたどり、2011年に1万人を超えた。がんのなかで、日本女性の罹患数が最も多いのは乳がんであるが、死亡数では5位である。乳がんは死亡率が低く（約30%）、早期発見によって適切な治療を受ければ、ほとんどの場合、生命に影響をおよぼさずにすむ。しかし、罹患数の増加により死亡数も増加しているのが現状である。

アメリカでは8人に1人が乳がんに罹患し、ヨーロッパでは日本人の2～3倍で発生しているが、欧米の乳がん死亡率は減少しており、日本でも2010年をピークにその後は増加に歯止めがかかりつつある。その背景には、治療法の進歩とともに、マンモグラフィ検診の普及や啓発運動による早期発見の増加がある。

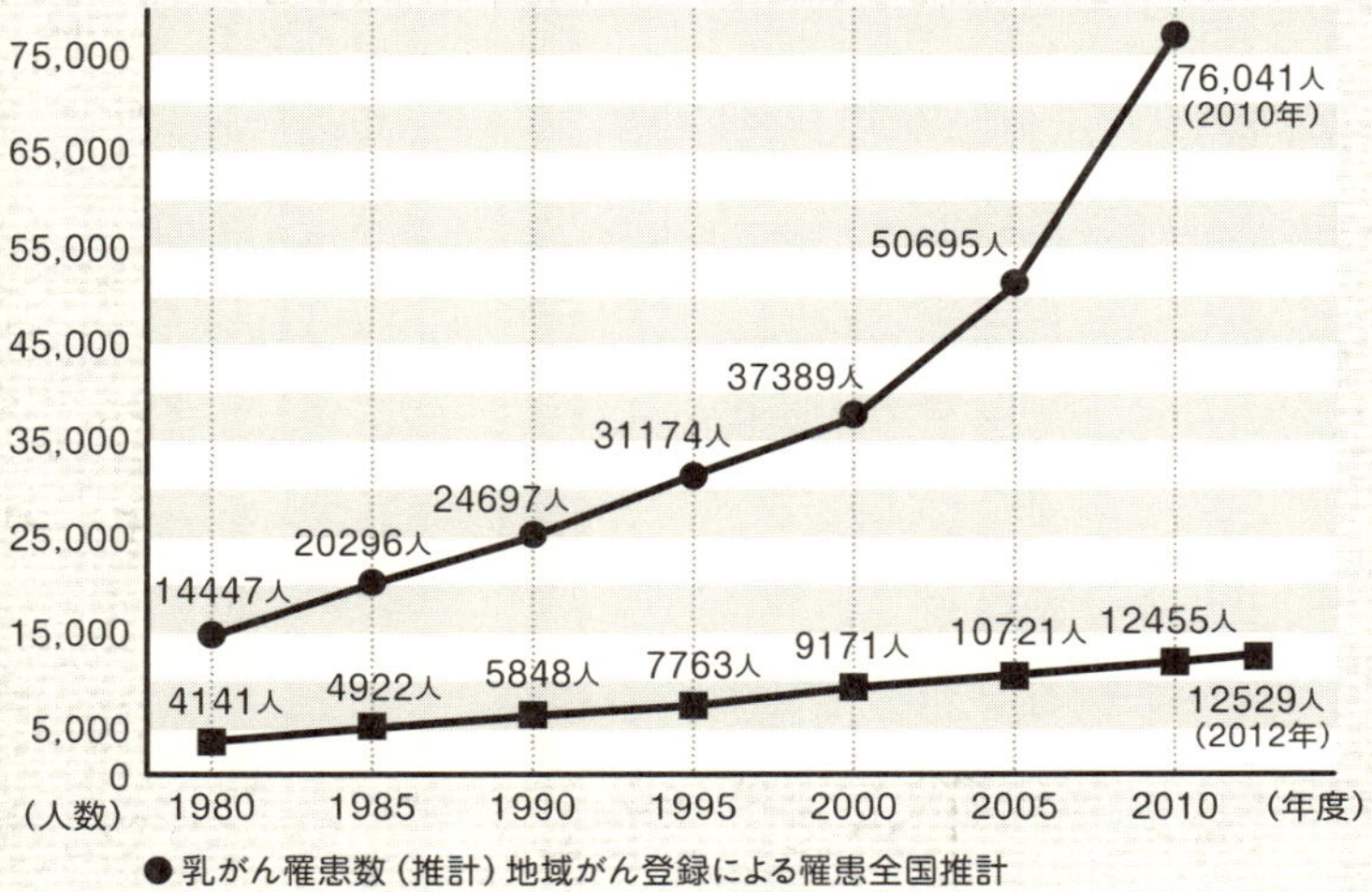

［出典］国立がん研究センターがん対策情報センター

ピンクリボンを日本に！

ピンクリボン運動が爆発的にひろまり、九〇年代後半にはウオーク&ランに象徴される啓発イベントが世界一三〇か国で行われるなか、ひとり蚊帳の外にあったのが日本である。日本では患者団体である「あけぼの会」が、一九八五年に「母の日キャンペーン」を始めたのが運動の先駆である。その後、ピンクリボンが一般的に知られるようになるのは、二〇〇〇年以降のことである。「乳がん」は女性にとって避けては通れない、切実で身近な病気にもかかわらず、ごく限られた人の問題という先入観が日本にはあり、それが国をあげた取り組みを遅らせてしまっていた。また女性の身体について、表だって話せない文化的な土壌も運動のひろがりを妨げた一因であろう。

しかし、二〇〇〇年に新しい扉が開く。この年の五月、乳がんに関わる医師たちが中心になって「乳房健康研究会」を発足させた。研究会のメンバーは、乳がんに無関心な人々に早期発見の大切さを伝えるため、世界で盛り上がりを見せるピンクリボンの日本導入に動き始めた。世界に遅れること一〇年、ようやく日本のピンクリボン運動が本格化する。

立ち上がった四人の医師

「乳房健康研究会」は、医師である霞《かすみ》富士雄、福田護《まもる》、野末悦子、島田菜穂子の四名が中心になって発足した。彼らは、乳がん死亡率低下の重要なポイントは、早期発見、早期治療であり、そのことをひろく知ってもらうには、有効な啓発活動が必要だと考えていた。

しかし、医師だけで啓発運動を起こすことは難しく、彼らはパートナーを探していた。一方、心身の健康に注目し、一九八六年に女性だけで立ち上げた「朝日エル」は、発足以来、国や行政、専門家とともに、「看護の日」「生活習慣病の予防」「企業の精神保健」「女性医療」などのプロジェクトに取り組んできた会社である。健康に関する新しいシステムづくりや、気づきを啓発してきた同社の実績が、四人の医師たちに認められ、「乳房健康研究会」の発足に参加することになった。

普段から生活者、とくに女性の悩みや不安に触れてきた「朝日エル」のメンバーが、志をもった専門家グループと出会い、補完し合えるパートナーとしてタッグを組んだことは、オープンな市民運動であるピンクリボンにとって、とても幸運なことであった。

ピンクリボン運動へ

一方、その頃アメリカでは、ナンシー・ブリンカーという女性が、乳がんによって36歳の若さで亡くなった姉スーザンの遺志を継ぎ、1982年に「スーザン・G・コーメン乳がん基金」を設立し、乳がんの予防や研究のために募金活動を始めた。同基金は今では何百億という資金をもつ国際財団に成長し、現在の世界のピンクリボン運動を支えている。

1990年代のアメリカでは国をあげてピンクリボン活動がひろがっていくなか、日本でも乳がんについてもっと知ってもらおうと2000年の春に立ち上げたのが「NPO法人 乳房健康研究会」である。一番良かったことは、発足の中心的役割を果たした4人の医師だけではなく、さまざまな企業・団体・業種の人たちを巻き込んで啓発運動に取り組めたことだと思う。15年間活動して、日本のピンクリボン運動の発展を見ると、いろいろな人の知恵や思いでこういう活動がひろがり、発展していくのものだと実感している。

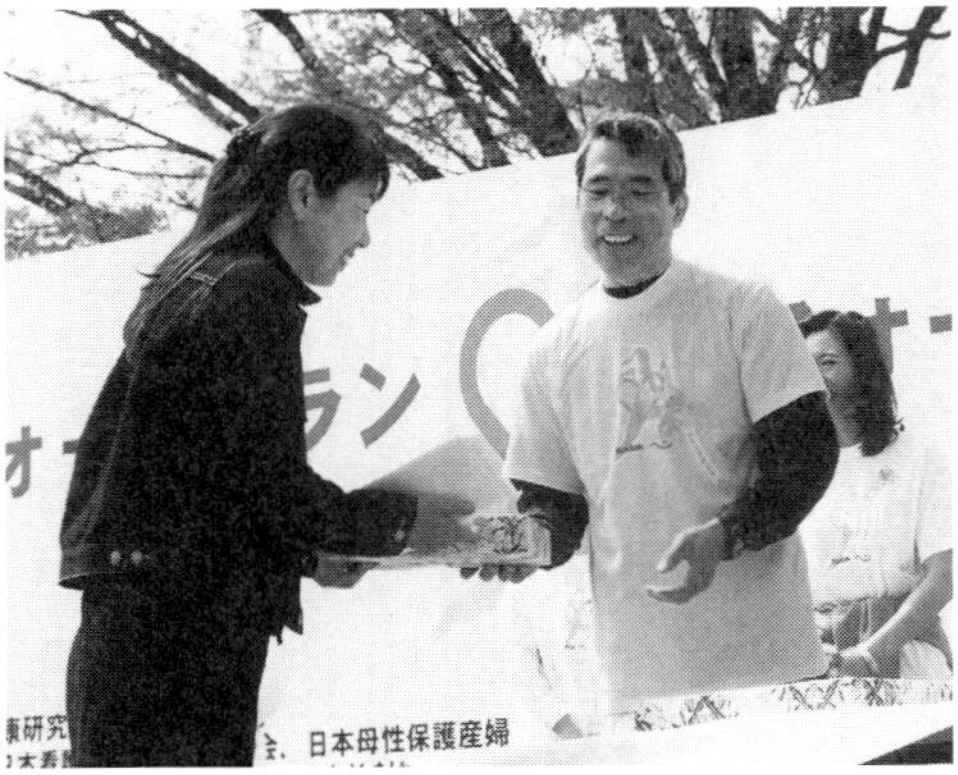

「第１回 ミニウオーク＆ラン・フォー・ブレストケア」での福田医師

乳房健康研究会の発足

福田 護　認定NPO法人乳房健康研究会 理事長／
聖マリアンナ医科大学ブレスト&イメージングセンター 院長

医師ふたりでスタート

私が乳がんを専門にしていこうと決意した30代半ば、まだ若造だった情熱と勢いにあふれていた頃、同じ医局の金杉和男先生と『乳ガンなんか怖くない』（弘済出版社・1980年）という本を1年半がかりで書き上げた。当時、「がん」は死に至る病と捉えられていたが、乳がんの場合は大きさが2センチ程度の早期発見ならば90%以上が治ることがわかっていたので、まずそのことを強く伝えようと、帯には「乳がんは100円玉大なら100%治る」というキャッチをつけた。

そして乳がん早期発見の重要性を訴えるためには、何より「自己検診」の普及こそが鍵だと考え、「タッチ・ユアセルフ」という造語とステッカーを作成したり、同名の啓発のための短編映画を製作して、乳がんについての短い講演と上映会を地元で開催することにした。大学近くの川崎市や横浜市の町内会や団地の寄り合い所などに直接コンタクトをとって人を集めてもらい、女性が夕食の後片付けが終わる夜8時頃を開始時間とした。我々は勤務を終えた後、事務の人たちと16ミリフィルムと映写機を担いで会合場所へ出向いた。毎回20〜30人という小さい規模ではあったが、地道にボランティア活動を続け、2年ほどで延べ数千人との交流ができた。結局、若い医師ふたりだけでは長続きせず、自然消滅。情熱は人一倍あったが大きな戦略がなかったため、ひろく浸透させることはできなかった。

アメリカ視察へ

二〇〇三年一月、乳房健康研究会を発足させた私たちは、ピンクリボン運動の本場を視察するため渡米する。向かったのは、フロリダ州で開催されたピンクリボン運動の大会である。その大会には、「スーザン・G・コーメン乳がん基金」(現在は「スーザン・G・コーメン・フォー・ザ・キュア」)の創始者であるナンシー・ブリンカーが参加していた。彼女に会いにいき、日本にも運動をひろめたいと訴えたところ、「ぜひ頑張ってやりなさい」と力強い言葉で背中を押してくれた。

アメリカでは、私たちが誰かではなく、何をしたいのかが問われる。それは他の活動でもしばしば経験することである。例えば、アメリカで始まったニュートリション・ウィークを日本に導入するため、代表者を訪ねたときも同様であった。日本は紹介文化であり、しばしば誰の紹介できたのかが問われるが、アメリカではそれよりも、まず何がしたいかが重要である。そのことは、「乳がんに無関心な人々に早期発見の重要性を伝えたい」という一念でやってきた私たちにとっては、とてもありがたいことであった。

Column

日本のニュートリション運動

アメリカで2002年に始まった「ニュートリション・ウィーク」は、主要学会（栄養学会、臨床栄養学会、静脈経腸栄養学会、北米肥満研究学会）が栄養に対する活動を共有し、専門家間の理解と協力を進める一方で、一般人と専門家をつなぐ運動として注目を集めてきた。

日本でも、2003年に主だった学会や組織が賛同人となって「ニュートリション運動推進会議」（賛同人代表：日野原重明）が発足し、同年より「日々欠かせない、食事や栄養をとること」を啓発するため「ニュートリション・ウィーク」を開催してきた。現在は一般社団法人ニュートリション運動推進会議こどもの健康づくり委員会（理事長：古畑公）となり、世界のこどもの食と運動に関する取り組みを行っている。

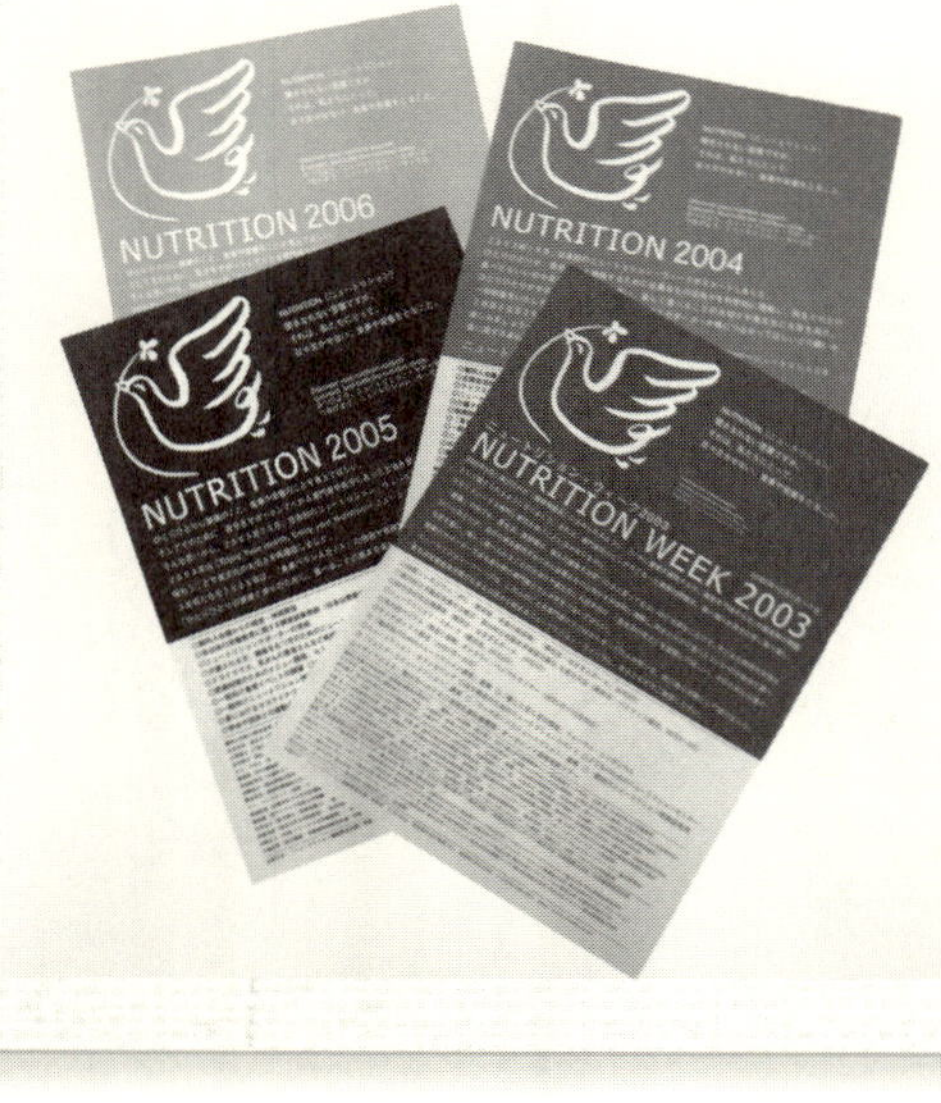

2003年から毎年開催されたニュートリション運動のチラシ

「このイシューに関して、あなたは何ができますか」という単刀直入さが、私たちの役割や問題意識を明確にし、ピンクリボン運動における医療者との関係性を築く土壌になった。「何をしたいか」「何ができるか」を明快にすることこそ、迅速かつ有効に運動を展開するうえで最も大事なことではないだろうか。

こうして、アメリカ視察で確信と勇気を手に帰国した私たちは、日本のピンクリボン運動の拠点となる組織の強化に着手する。そして、視察の翌月には「乳房健康研究会」をＮＰＯ法人としてスタートさせた。

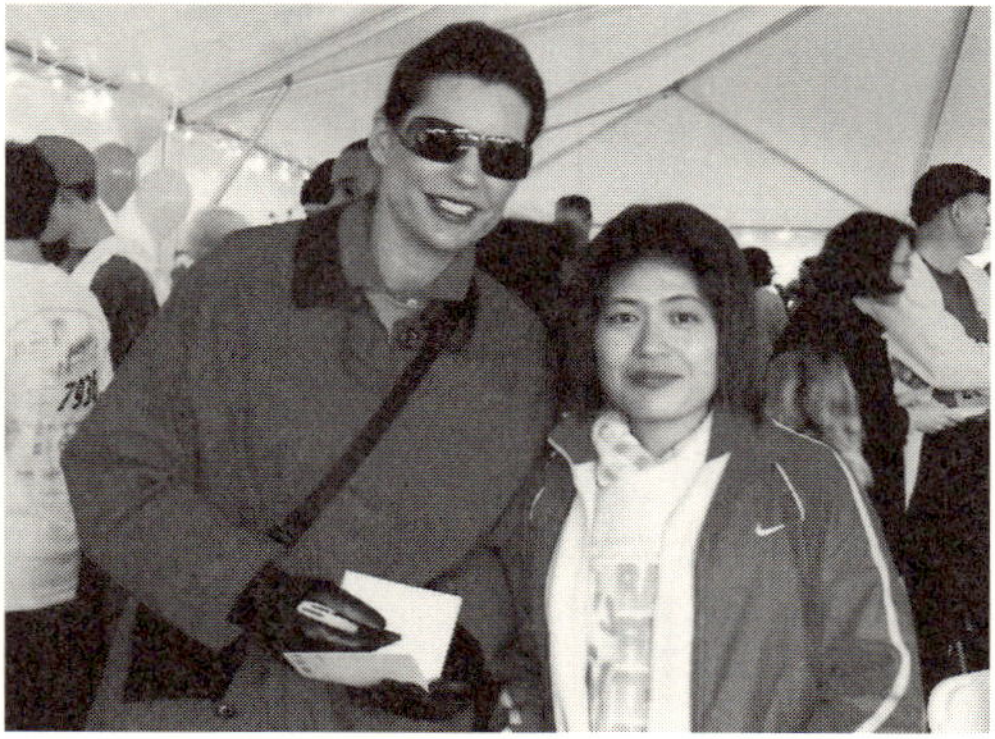

ナンシー・G・ブリンカーと筆者・高木（2003年フロリダでの「レース・フォー・ザ・キュア」）

病院に閉じこもっていてはだめ

アメリカでは、ピンクリボン運動と併行して、がん専門病院をいくつか視察してきた。まず、驚くのは、病院や町中のショッピングモールに、検診コーナーが設置されていることである。病院も町も、乳がん検診にたいしてオープンだということに感銘を受けた。ショッピングモールならば、買い物のついでに気軽に立ち寄ることができる。医師が病院のなかにとどまっているのではなく、自ら町に出て行くという発想は、とても新鮮な驚きであった。

さらに、検診施設はとてもきれいで、まるでサロンのような雰囲気につつまれていた。それを見た私たちは、いつか日本でも町中にこのような施設をつくりたいという強い願望を抱いた。この施設ＣＴＣＡ（米国がん治療センター）は、乳がんの早期発見だけではなく、食生活など患者の生活サポートの役割も担っていた。「病院のなかに閉じこもっていてはだめだ」というメッセージは、私たちに強烈なインパクトを与えた。

日本でも近年、ショッピングセンターのなかに病院を誘致する「メディカルモール」に

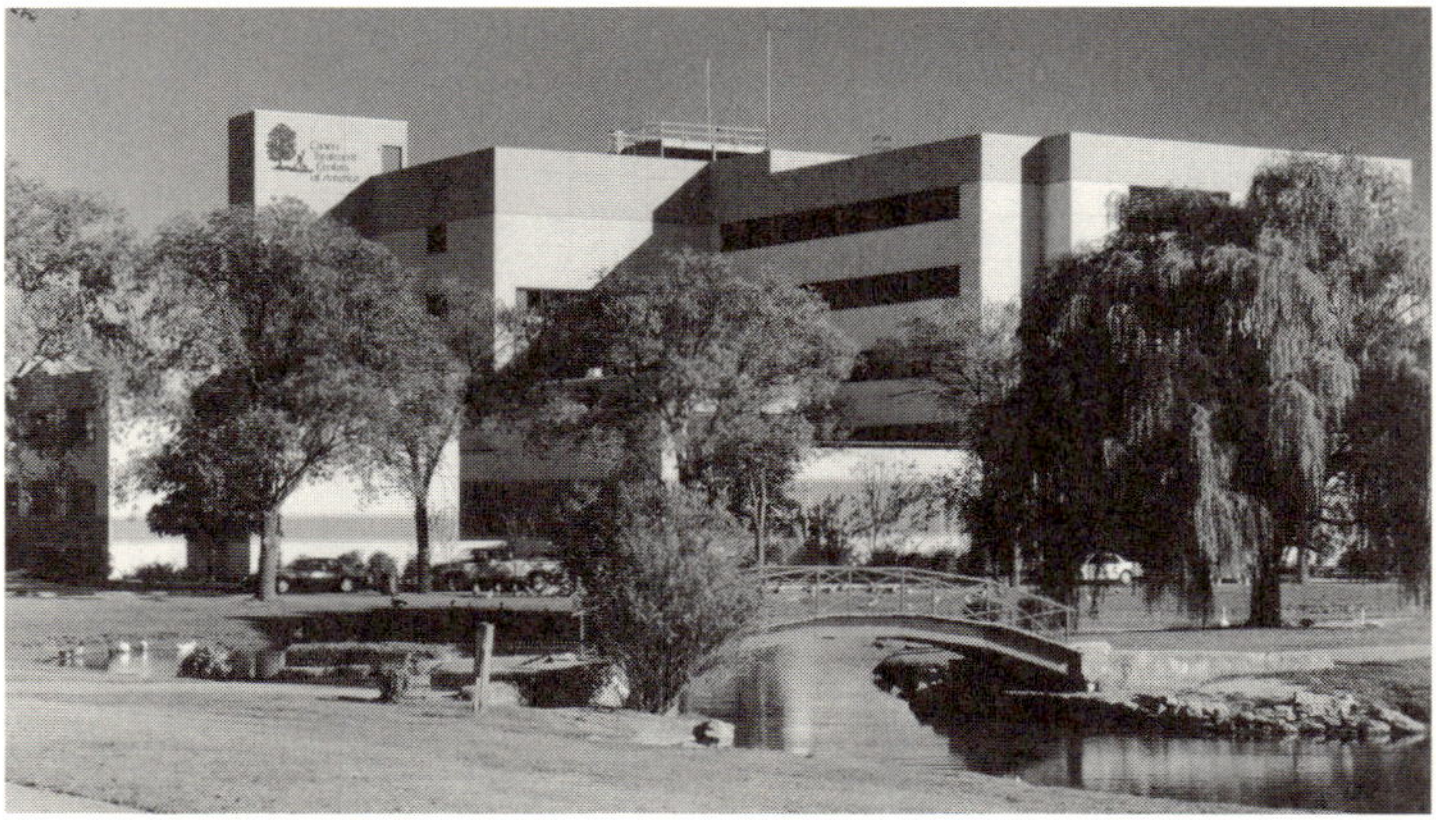

CTCA（Cancer Treatment Centers of America）のミッドウエスタン病院（イリノイ州）は、7000にのぼる全米のがん専門病院のなかで2001年の「最も親しみやすい病院トップ15」に選ばれた

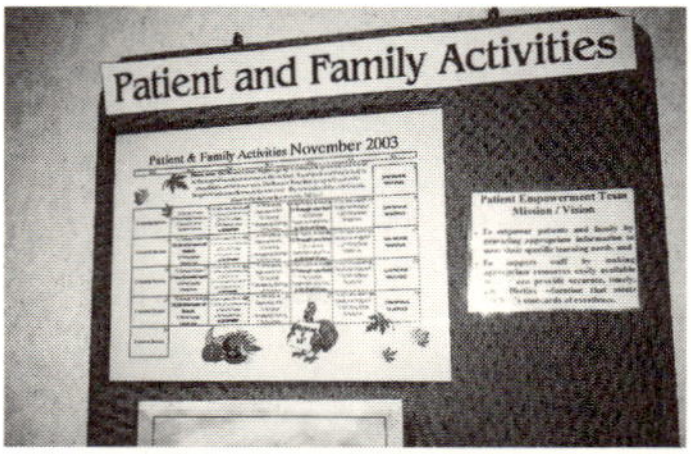

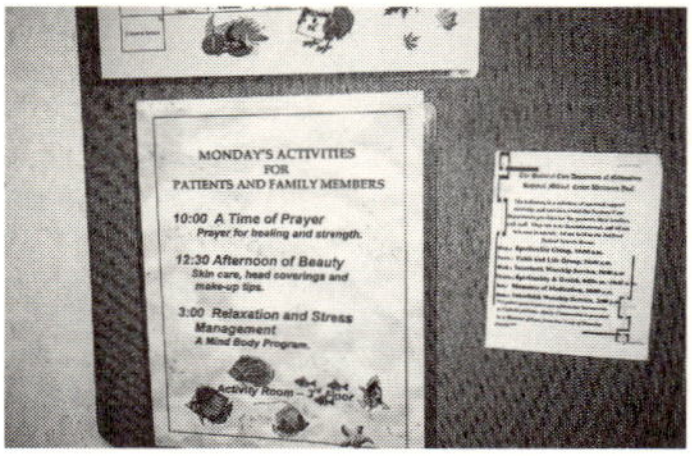
MONDAY'S ACTIVITIES
FOR
PATIENTS AND FAMILY MEMBERS
10:00 A Time of Prayer
Prayer for healing and strength.
12:30 Afternoon of Beauty
Skin care, head coverings and make-up tips.
3:00 Relaxation and Stress Management
A Mind Body Program.

掲示板の「患者と家族の予定表」。本日の予定（下）には、ヒーリングやスキンケア、リラクゼーションなどが並ぶ

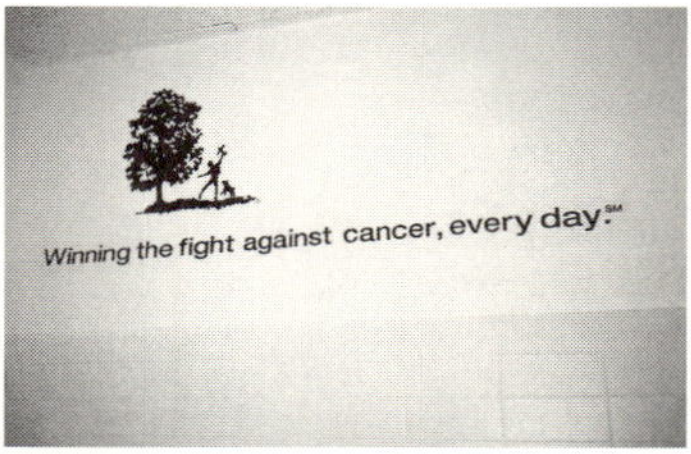
Winning the fight against cancer, every day.SM

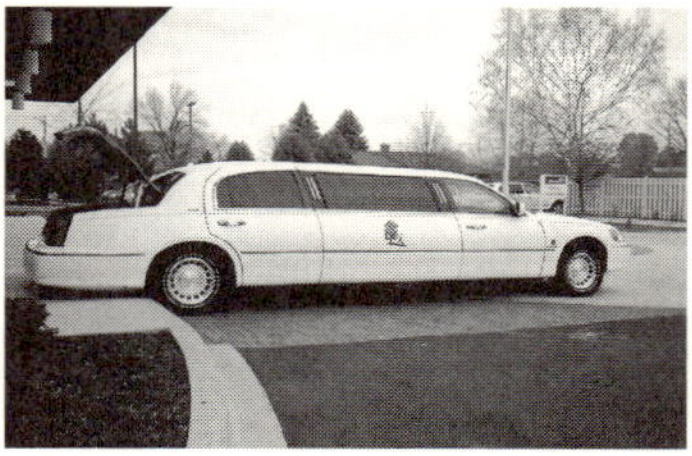

CTCAのスローガンは「日々、がんを克復」。リムジンの車体にもシンボル！

よって、町おこしをはかる自治体の動きが各地である。

また、二〇一二年四月に千葉県船橋市にオープンした、一五八店舗から成る大型ショッピングモール「イオンモール船橋」には、一階に内科、整形外科など一三科目を置く総合クリニックがある。この施設は、高度医療検査機器を備え、地域の在宅訪問診療も手がける地域密着型の診療所である。

こうした動きが、患者の生活サポートを含む総合的なものにつながる日も遠くないだろう。

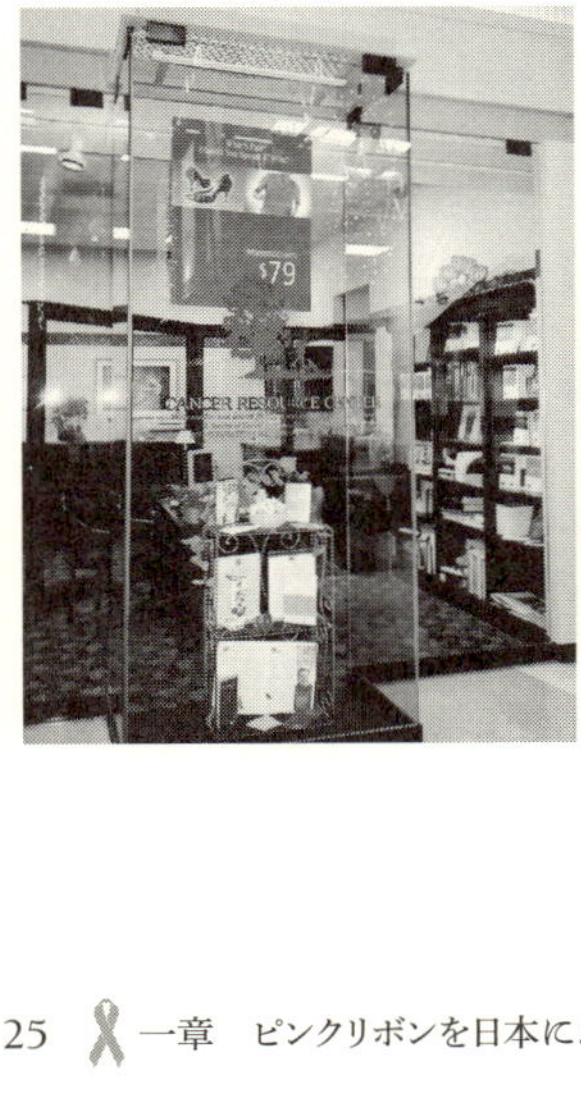

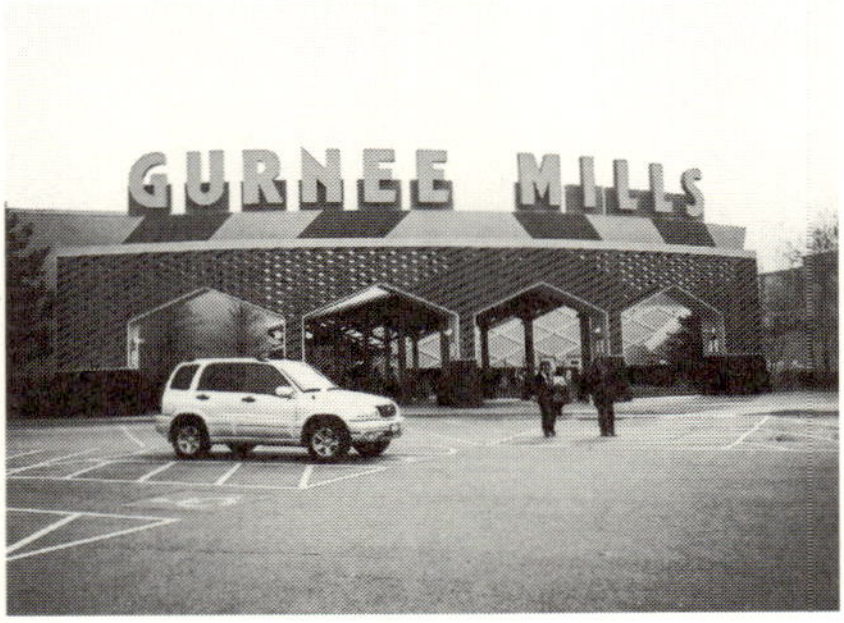

大型ショッピングモールの入口（右）と、施設内に設けられた「がん情報センター」

町中がピンクリボンに染まる

もうひとつアメリカ視察で印象的だったのは、町のいたる所でピンクリボン・キャンペーンが展開されていたことである。電車内の広告に始まり、スーパーのレシートや車のバンパーにいたるまで、町のあちこちでピンクが目を引き、啓発運動が社会全体に浸透していることがわかる。

また、冒頭で紹介したメジャーリーグの選手だけでなく、たくさんのアスリートがキャンペーンに一役買っている。二〇一〇年にマスターズで優勝したフィル・ミケルソンも、乳がん手術をした夫人と母親を勇気づけるため、帽子にピンクリボンをつけてプレーした。

私たちが乗った飛行機でも、機内食のフタにピンクリボンがあしらわれていた【註1】。このようなキャンペーンのスタイルは、日本で活動を展開するうえでとても参考になった。

【註1】アメリカン航空は「スーザン・G・コーメン・フォー・ザ・キュア」とタイアップしてピンクリボン活動を積極的に行ってきた。二〇〇八年にはピンクの機体の航空機を導入し、「フライ・フォー・ザ・キュア」を展開している。

Column

スーザン・G・コーメン・フォー・ザ・キュア

Susan G. Komen for the Cure

全米最大の草の根ピンクリボンネットワーク。33歳で乳がんの診断を受け、闘病ののちに36歳で亡くなったスーザン・G・コーメンの「自分のように乳がんで苦しむ人を少しでも減らしてほしい。乳がんのない世界にしてほしい」という遺志を受け、1982年に妹のナンシー・G・ブリンカーが設立した。

ナンシーが手探りで始めたピンクリボン活動は、いまや世界最大規模のムーブメントとなり、「スーザン・G・コーメン・フォー・ザ・キュア」は、全米最大の資金力を持つ非営利・草の根組織に成長した。その趣旨に賛同し毎年100万ドル以上もの寄付を続けている企業数は20を超え、民間寄付などを含めると、これまでに約15億ドルの資金を集めてきた。その活動には、乳がん経験者、社会活動家、研究者、患者の家族など、多くの人が参加している。

活動内容も幅広く、乳がん根絶のための研究、検診率アップのための支援、乳がんについての知識を広めるための講演、全米規模のイベント、乳がん患者の就労支援、患者の家族の精神的支援、それらの研究や活動を支えるための助成金など、時代のニーズにあわせて柔軟にひろがりをみせつつ、国際的な活動へと展開している。

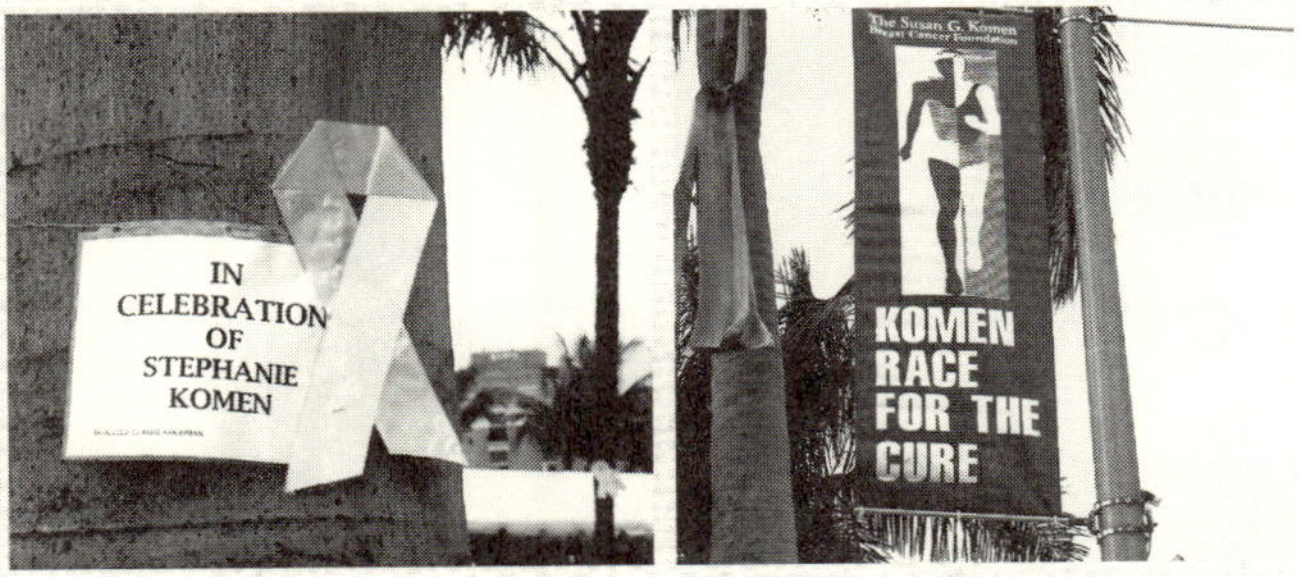
IN
CELEBRATION
OF
STEPHANIE
KOMEN
The Susan G. Komen
KOMEN
RACE
FOR THE
CURE

レース開催中はコーメンの名前を冠したバナーやリボンが町中を飾る

鎖国だったニッポン

乳房健康研究会が発足した二〇〇〇年当時、すでにピンクリボン運動は世界一三〇の国や地域で展開されていた。そのなかで、日本はまるで鎖国のようなありさまだった。いち早くピンクリボン運動に参加した化粧品会社のエイボンでも、日本での活動は世界で一三四番目であった。ピル解禁もそうだが、日本はこと女性の健康問題については、社会的な取り組みや意識改革が極端に遅れている。

女性医療や性差医療という考え方は、世界的にみても古いものではないが、日本においてはさらに遅れていた（巻末資料3「女性の健康に関する歴史年表」参照）。本格的に性差医療が語られるようになるのは、一九九五年頃からである。ようやく日本でも女性の身体や医療について議論が活発になり、さまざまな分野の専門家が、女性の身体をトータルに考えるネットワークづくりに乗り出した。そして、一九九七年「性と健康を考える女性専門家の会」（以下、女性専門家の会）が発足する。

この会には、女性の健康に関する専門家が五〇〇名以上集まり、「ピルのガイドラインづくり」「性感染症予防」「働く女性の健康」「女性のメンタルヘルス」「妊娠・出産」「女性医療者のエンパワーメント」「一〇代の健康」「高齢化社会の女性の健康」など、さまざまなテーマのもとにプロジェクトチームを組成し、国内外の専門家を交えて研究と啓発活動を展開していった。

乳房健康研究会も、女性専門家の会のメンバーと協力し、「もっと乳がんを知ろう」という目的で、二〇〇〇年にセミナーを開始した。女性医療というひろい領域で、乳がんの早期発見に取り組んだことが、鎖国だった日本に風穴を開けたのである。

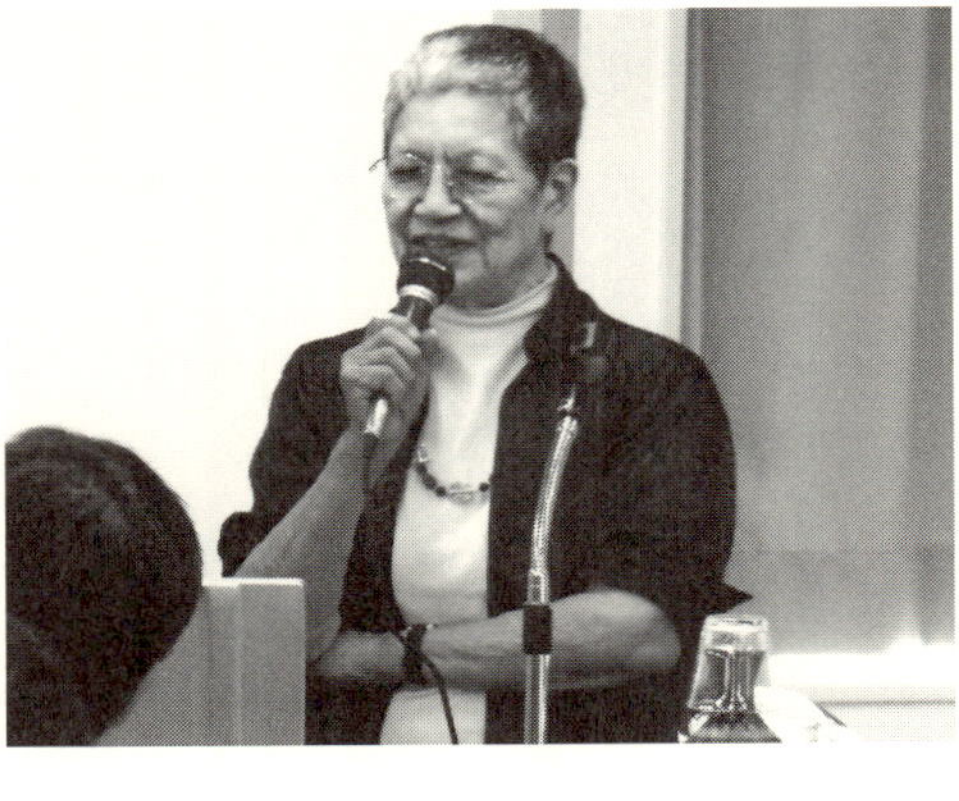

「性と健康を考える女性専門家の会」主宰の講演会より。初代会長をつとめた堀口雅子医師（現・名誉会長）

時代の風とともに

こうして、女性が自分自身の健康について考え、選択するという画期的な活動が開始するなか、社会制度や経済動向にも変化の兆しが見えてくる。

私たちがピンクリボンをスタートさせた二〇〇〇年は、「勤労婦人福祉法」が「男女雇用機会均等法」に改正されてちょうど一五年目にあたる。前年には「男女共同参画社会基本法」も成立している。大阪府で女性初の知事が誕生し、シドニーオリンピックでは田村亮子と高橋尚子が金メダルに輝いた年でもあった【註1】。

そして、この年の四月に注目すべき制度がスタートする。厚生省（当時）が、五〇歳以上の女性を対象に、二年に一度マンモグラフィによる検診を勧めるためのガイドラインを通達したのである。この流れは、日本でピンクリボン運動を展開していくうえで、大きな追い風になった。

また、「女性医療」という言葉が普及し始めたころでもあり、前述の「性と健康を考える女性専門家の会」の発足などを機に、「エビデンスに基づく医療（ＥＢＭ）」【註2】への関心が地下水脈のごとく掘り当てられ、瞬く間に女性のあいだにひろまっていった、そういう時期であった。

このような変化の背景には、女性や特定の世代をターゲットにしたマーケティングの隆盛がある。活動開始当時は乳がん好発年齢である四〇代後半から五〇代の女性はいわゆる「団塊世代」で、彼女たちは社会的動向であるピンクリボンにいち早く反応した。

これに続く「Ｈａｎａｋｏ世代」と呼ばれる層は、マスコミなどによって「自分が一番大切、自分が主役、ワンランク上の生活」という意識がすり込まれていた。その結果、「女性が主人公」という考えが浸透し、女性の健康にたいする意識にも変化が生まれた。

自分の健康を守るためには、質の高い情報を集め、自分で選択し、決定していく。やがて、それは社会を変えていこうという思想へとつながっていった。「Ｈａｎａｋｏ世代」は、バブル期の消費行動にブームを起こしただけでなく、その後三〇代、四〇代になって、女性医療において中心的な役割を果たす人となっていくのである。

こうして健康にたいする社会の意識は一変し、時代の風を受けて、ピンクリボン運動も大きく羽ばたくこととなる。なにより、ピンクリボン運動のオープンな雰囲気と、ピンクをシンボルカラーにしたおしゃれなイメージが、「Ｈａｎａｋｏ世代」に、そしてその世代をターゲットにした企業戦略に、歓迎されたことはいうまでもない。

【註１】乳房健康研究会第一回セミナー「もっと乳がんを知ろう」の最中に、田村亮子の金メダルのニュースが飛び込んだ。

【註２】Evidence Based Medicine, EBM. 人を対象とした臨床試験などで導かれた科学的根拠（エビデンス）、患者の価値観や希望、医療者の技量、医療資源などを統合して行う医療をいう。

Column

Hanako世代

20代でバブルを経験し、好景気を謳歌した世代。消費の特徴として、ワンラク上・差別化・欧米志向、いつも「自分が主役」などがあげられる。高い情報収集能力、旺盛なチャレンジ精神、女子大生ブームなどで社会から注目されてきた経験から、世の中との接点を重視。社会に貢献したいという気持ちが強い。1988年に創刊された情報系雑誌『Hanako』が名前の由来。

第一次ベビーブームに出生した「団塊世代」は突出した人口層で、Hanako世代は団塊との対比で語られることも多い。

Hanako世代の結婚・出産

世代	団塊	Hanako	団塊ジュニア
出生年	1947～49年	1959～64年	1975～79年
初婚年齢	24.7歳	25.9歳	27.0歳
第一子出産年齢	25.7歳	27.2歳	28歳
29歳以下の第一子出産率	89.9%	77.4%	66.3%
合計特殊出生率	1.91人	1.54人	1.36人
妻が年上の率	12.5%	15.9%	21.9%
夫婦同年の率	12.6%	69.8%	19.2%
夫が年上の率	74.9%	69.8%	58.9%
25～29歳の平均未婚率	20.9%	40.2%	54.0%
調査年	1975年	1990年	2000年

第二章
「ラン＆ウオーク」成功の舞台裏

日本のピンクリボン運動が始まって一五年。今やピンクリボン運動は全国にひろがり、さまざまなイベントや啓発活動が行われている。

ピンクリボン運動を、世の中に知ってもらうきっかけになったのが、「第一回ミニウオーク＆ラン・フォー・ブレストケア」である。二〇〇二年春に行われたこの大会は現在、一三回を数え、ますます活況を呈している。

この新しいスタイルのキャンペーンは、どのようにして実現し、日本に根づいたのか。

本章では、「第一回大会」の舞台裏から、イベント成功までの「ストーリー」を振り返ってみたい。

満開の桜の下でラン&ウオーク

アメリカの乳がん啓発運動を成功に導いた象徴的なイベントが、「スーザン・G・コーメン乳がん基金」が主催するラン&ウオーク大会「レース・フォー・ザ・キュア」である。全米一〇〇都市で開催され、一〇〇万人以上が参加するこのイベントは、たんに参加者が走るだけでなく、行政、メディア、市民が一体となって町中をピンクに染める一大キャンペーンである。

開催日の何日も前から、いたる所に大会バナーや市民によるメッセージボードが掲げられ、前日には町で最も賑わうショッピングセンターに設けられたブースで、事前エントリーができる仕組みもできあがっている。

イベント当日は、市長がスターターをつとめ、病を乗りこえた人々をたたえるセレモニーやコンサートなども開かれ、祝祭ムードを盛り上げる。当日の夕方には、さっそくテレビニュースがレースの模様を伝え、翌日の新聞には優勝者のインタビューが一面を飾る。メディアもこぞって運動を支えている。

「乳房健康研究会」の本格的な活動が始まると、日本でもこのようなムーブメントが起こせないものかと真剣に考えるようになった。そして、イベント開催に向けて、企画、運営、資金の各方面の関係者に働きかけを行った。しかし、当時の日本では、病気のことを知ってもらうためにランニングレースやウオーキング大会を開催することは、方法論としてなかなか理解されるものではなかった。そのような発想自体が存在しない時代だった。

一方、医療の世界はグローバルに視野が開けている。アメリカだけでなくヨーロッパでも成功を収めているこの「ラン&ウオーク」のスタイルが、日本の医療関係者の目にとまるのに、そう時間はかからなかった。そして、日本の乳がん検診受診率の低さに注目した医療関係者を通じて「日本でも開催したらどうか」という声があがるようになる。

二〇〇一年、日本乳癌学会の懇親会で、イーストマン・コダック社の幹部と遠藤登喜子国立病院機構名古屋医療センター放射線科部長（当時）が交わした会話がきっかけとなり、具体的な動きが始まる。遠藤部長を通して、乳房健康研究会の福田護代表世話人（現・理事長）に、コダック社がスポンサーとして協力するという意向が伝えられると、いよいよ企画が実現に向けて大きく前進する。

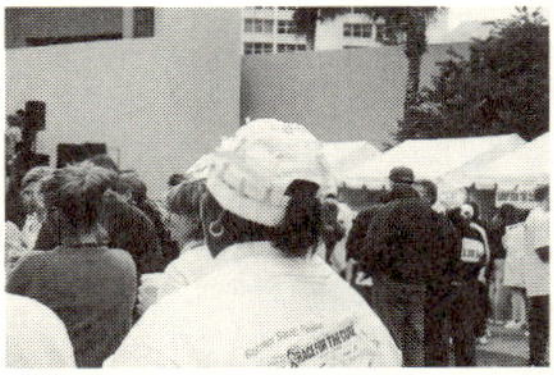

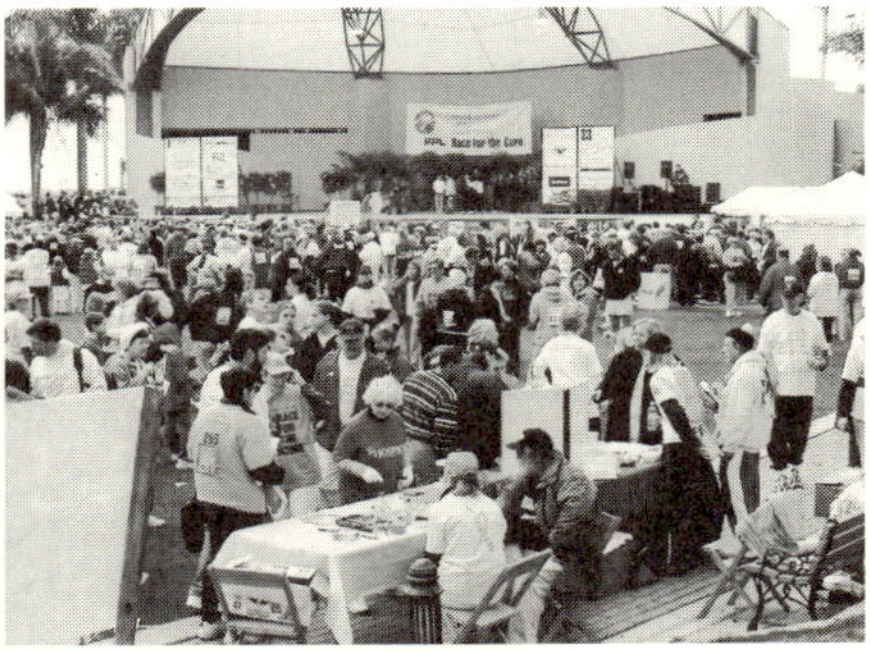

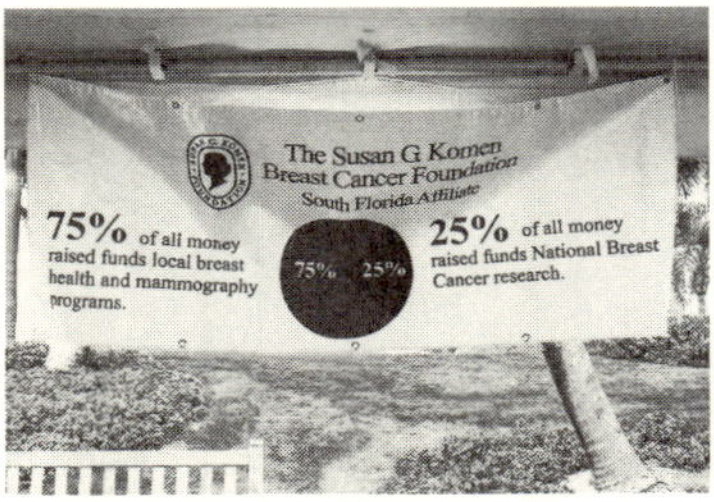

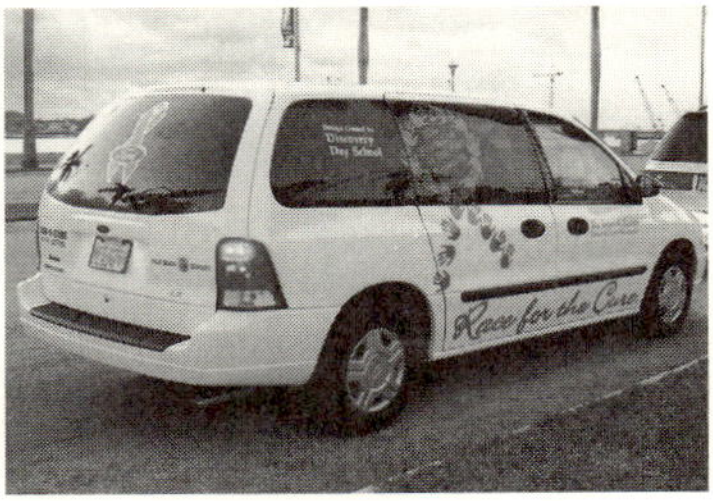

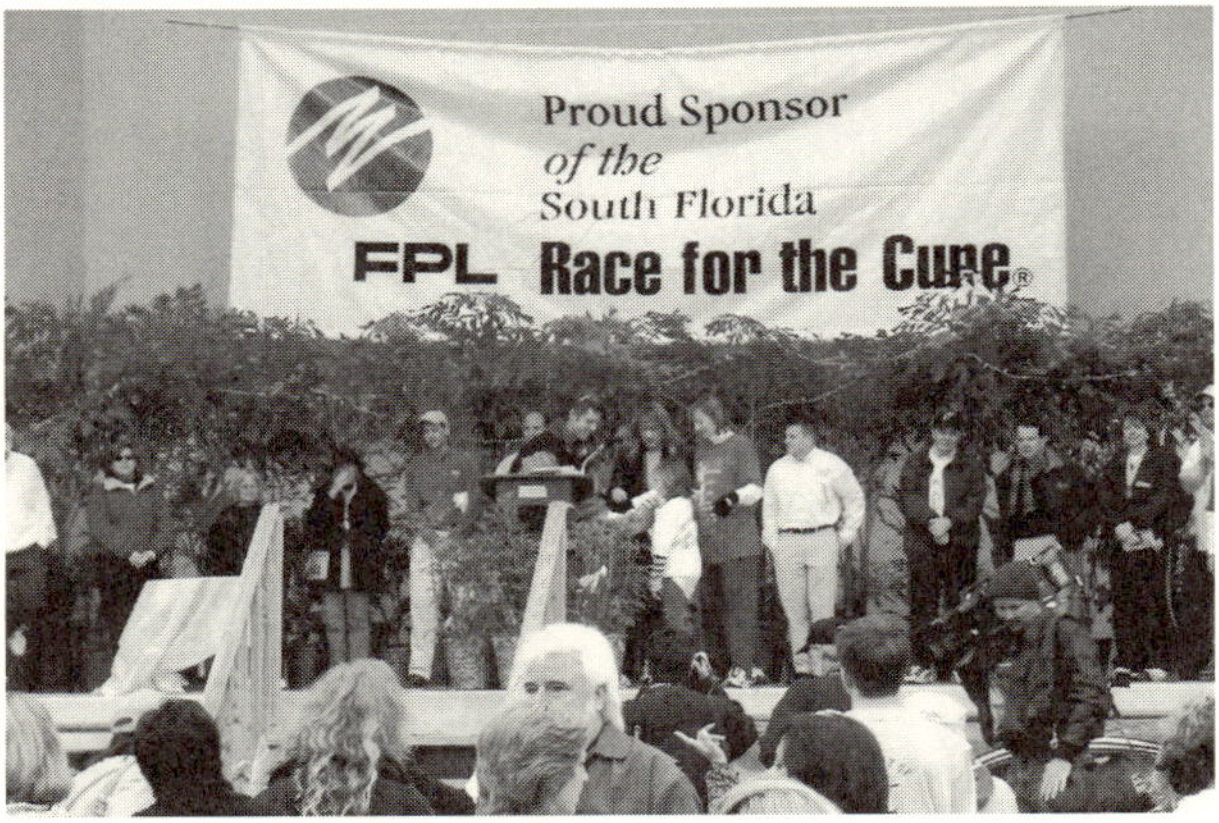

「レース・フォー・ザ・キュア（Race for the Cure）」の様子
（2003年、フロリダ）

公園でマンモグラフィ

日本初の「ラン&ウォーク」は、会場探しから始まった。日本、とくに東京では、公道を使ったランニングレースは、許可を得ること自体が難しい。そこでレースが可能ないくつかの施設から、花の名所で知られる立川市の国営昭和記念公園を選び、開催日も桜の季節を迎える二〇〇二年三月三〇日に決定した。

こうして「第一回ミニウォーク&ラン・フォー・ブレストケア」と名付けられた大会が実現した。会場では、当時日本ではまだあまり知られていなかった「マンモグラフィ」による乳がん検査を無料で体験してもらう試みが行われた。欧米のように公道で開催はできなかったが、公園に検診車を運び込んでマンモグラフィの体験会を行ったことは、画期的な出来事であった。

二〇〇二年当時、条件を満たすマンモグラフィを搭載した検診車は日本に十数台しかなかったが、筑波大学の東野英利子助教授の協力で茨城県総合検診協会から借りることができた。

同財団では撮影後のマンモグラフィ画像の現像を水戸で行っているが、会場から遠いため、第一回大会では聖マリアンナ医科大学東横病院で行うことにした。しかし、マンモグラフィの画像は非常にデリケートで、「精度管理」といわれるプロセスがきわめて重要となる。そこで、前年の日本乳癌検診学会で最優秀賞を受賞した撮影認定診療放射線技師の小泉美都枝さんに協力を仰ぐことになった。マンモグラフィ装置と現像システムの調整という気の遠くなるような作業に、小泉技師は休日返上であたってくれた。

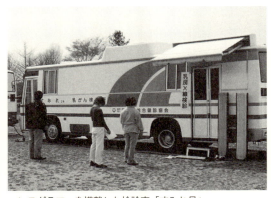

マンモグラフィを搭載した検診車「すみれ号」

千人を集める

第一回大会にとって最大の試練は、直前まで参加者がまったく集まらなかったことである。「ラン&ウオーク」というスタイルが当時の日本では理解されず、ランニング愛好家向けの雑誌やインターネットで広報したが、大会二か月前までに集まったのは数十人。これではイベントにならない。そこで私たちは、巨額の赤字を承知で新聞広告を打つという大きな決断をする。

その新聞広告で、評論家の樋口恵子さんをはじめとする著名人が、体験を交えて乳がんを知ることの大切さを訴え、昭和記念公園に集おうと呼びかけた。広告が出たその朝から事務所の電話は鳴りっぱなしとなり、エントリーはたちまち千人を超えた。

こうして迎えたイベント当日は、絶好の天気に恵まれ、満開の桜の下を、千人を超えるランナーが駆け抜けた。患者もその家族も友人も、キャンペーンに賛同する人もみんなで一緒に走ることのすばらしさ。そして、何よりも「桜の下を走る」ということが、日本人の心を惹きつけた。

Column

日本乳がん検診精度管理中央機構

受診率を上げることと、クオリティの高い検診とを両立させなければ死亡率低下にはつながらない。マンモグラフィの器材があればよいわけではない。高い撮影技術と高度な読影力が不可欠であり、良い検診を受けるには、撮影認定診療放射線技師や読影認定医師の教育・研修と使用する撮影装置の精度管理が適切に行われている施設である必要がある。この評価の判断材料のひとつとなるのが、日本乳癌検診学会を中心とした検診関連6学会で構成される「NPO法人マンモグラフィ検診精度管理中央委員会」(2004年にNPO法人認可、2013年に名称変更)による認定制度である。

同機構では、医師・技師を対象に、マンモグラフィ検診や超音波検診の講習会を開催し、一定の基準に従って評価を行い、試験成績認定証を発行している。また、「レビュー委員会」では、乳がんの検診画像の読影に関する客観的評価を行っている。

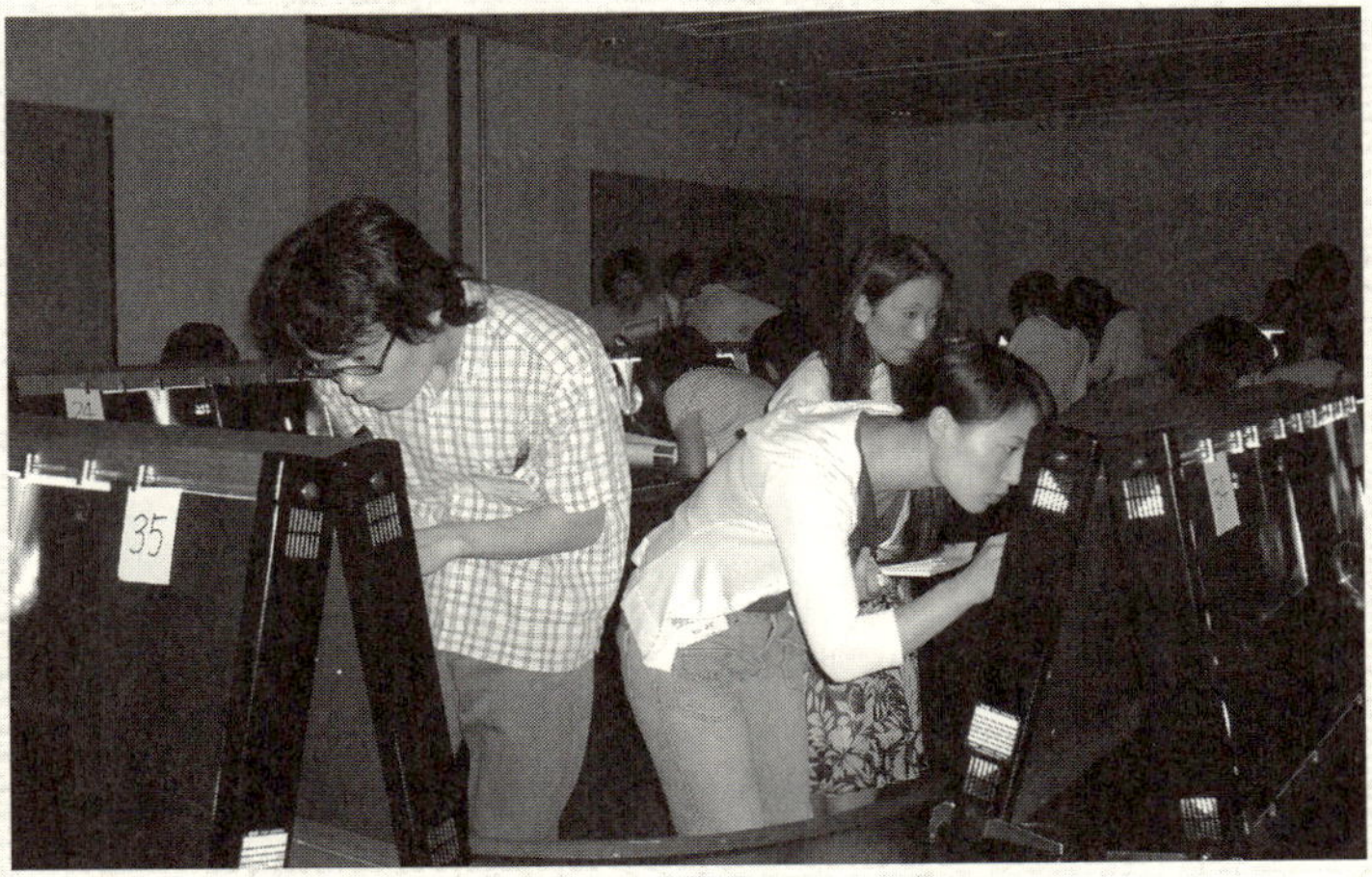

マンモグラフィ検診の講習会

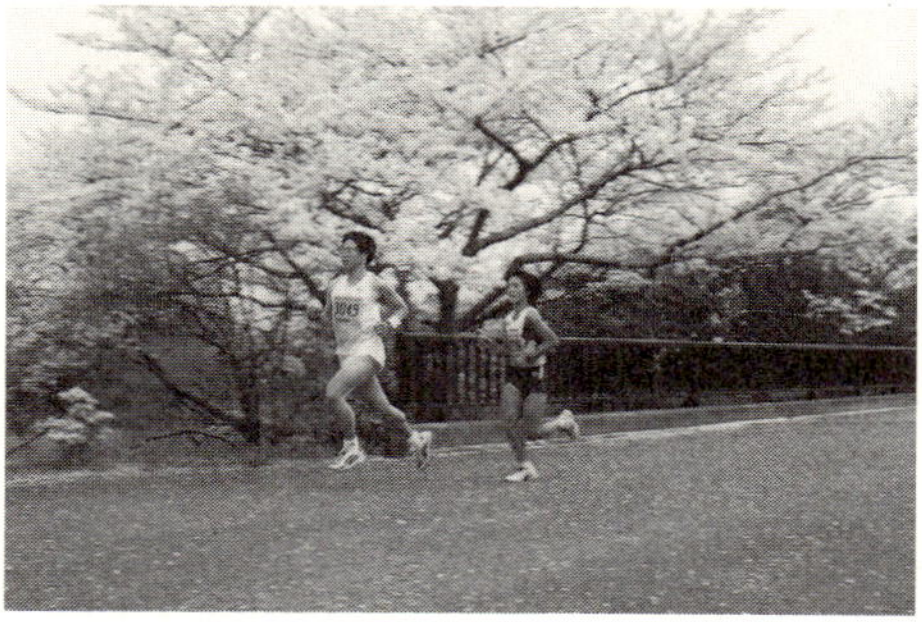

桜の下を疾走

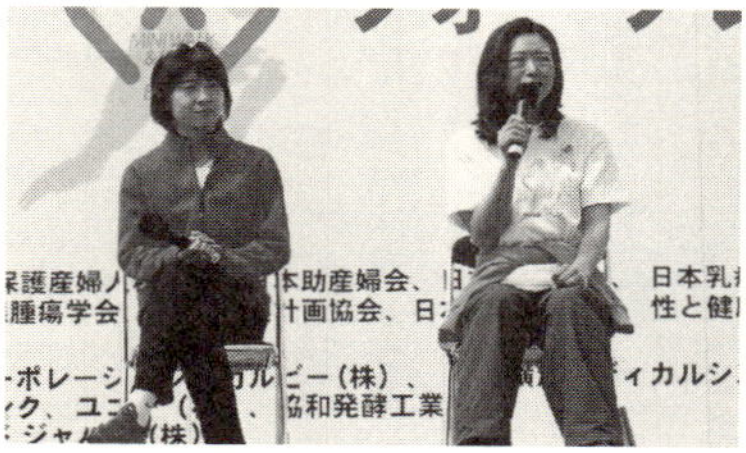

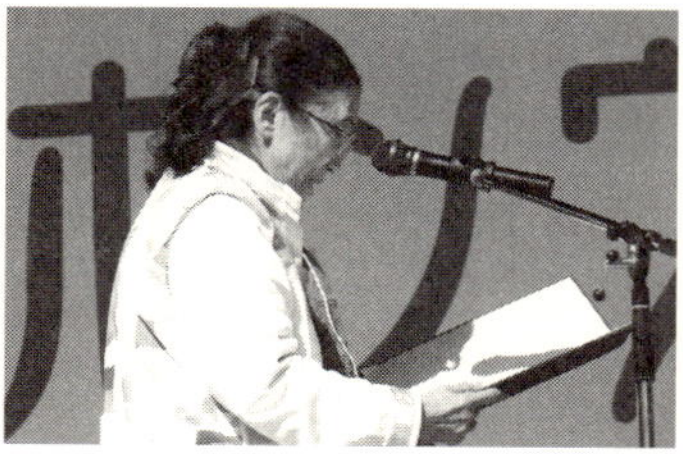

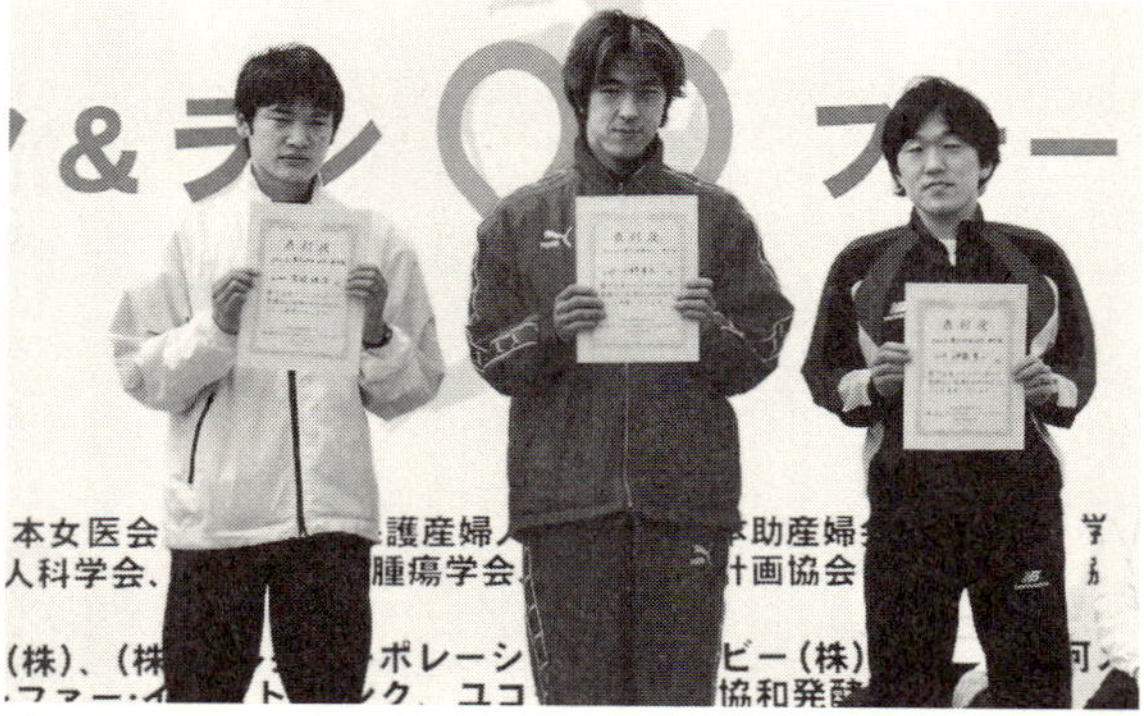

中段右：野末悦子医師

中段左：ゲストの谷川真理さん（左）と島田菜穂子医師

下段：第1回大会の優勝者（中央）

この大会で一位になったのは、若い男性である。ゴールした彼は、乳がんと闘う母親のために走ったと語った。誰かのために走る――ピンクリボンを支えるスピリットに改めて気づかせてくれた、とても感動的な言葉だった。

メディア×家族友人の力

このイベントが成功した理由のひとつは、メディアを巻き込んだことにある。前述のように、参加者集めに奏功した新聞広告もそうだが、第一回大会では、テレビ東京が取材に入ったことが、イベントをメジャーな出来事に押し上げた。参加者が帰宅すると、その模様がテレビで放映されているというのは、それだけで非常に大きなインパクトである。ゲストで参加した谷川真理さんも、後日、自分の番組で大会のことを取り上げてくれた。

一方で、イベント自体は何もかもが手作りで、運営スタッフも、家族や友人を総動員してまかなった。しかし、誰もが、何としても成し遂げなければならない、非常に大切なことを自分たちが担っている、という自覚をもっていた。集った参加者も、今日、自分たちがこの場にいる意味を共有していたのではないだろうか。この大会に、友人や家族は否応なく巻き込まれたわけだが、三月が近づくと自然に、「そろそろピンクだね」と話題になる。

第一回大会が成功したあとは、空気が一変した。特別協賛で大会を支援してくれたコダック社は、早々に次回開催の支援を決定し、他の企業からも協賛のオファーが入った。メディアにとっては「ラン&ウオーク」というスタイルの新鮮さが「Ｈａｎａｋｏ世代」のイメージにぴったりで、また、企業には、こうした方法で社会の啓発活動を展開できるのだという、マーケティングの方向性を示すことになった。

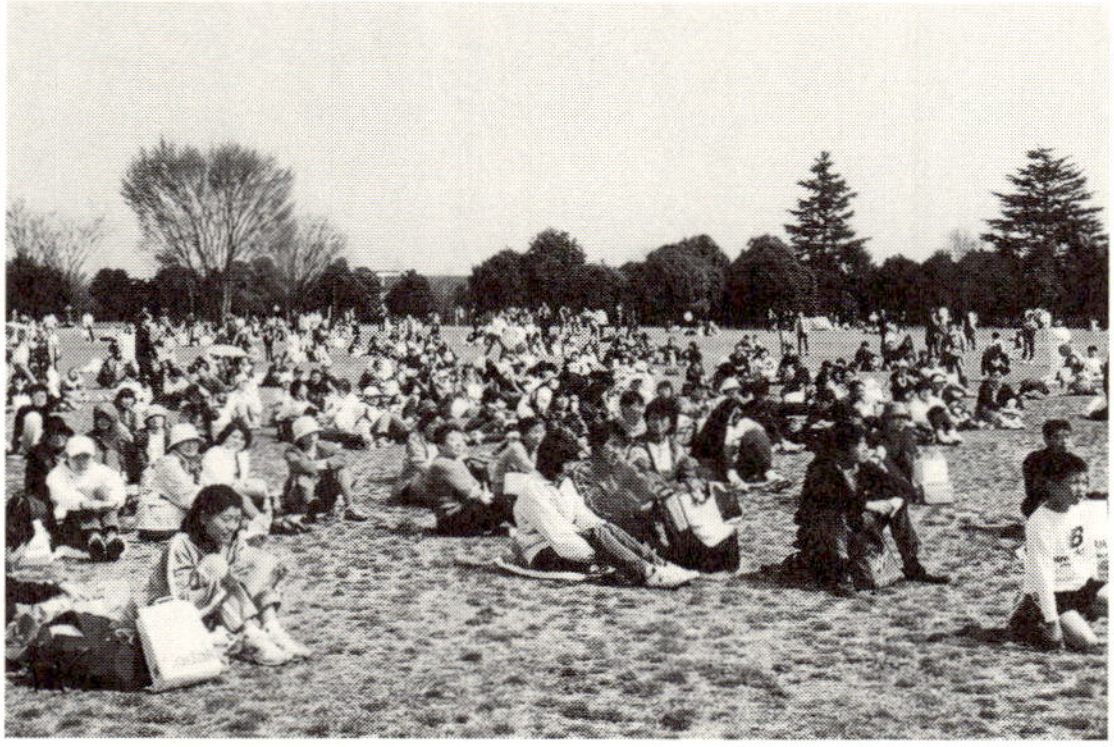

当日は大勢の家族がラン&ウオークに参加した

医師と患者の交流

イベントの主役は患者とその家族である。

乳がんは、治療が長期間におよぶため、心の支えが重要になってくる。イベントへの参加は仲間や支援者と交流し、お互いに励まし合うよい機会になる。また、治療を終了し乳がんを克復した人々にとっては、主治医に元気な姿を見せる格好の場となる。また彼女たちの存在が、治療中の参加者に勇気や希望を与えてくれる。

なかでも、患者にとってイベントに参加する大きなメリットは、主治医との関係性づくりにあるといえるだろう。普段は白衣の医師が、運動靴にウエアの出で立ちで一生懸命走る姿に、

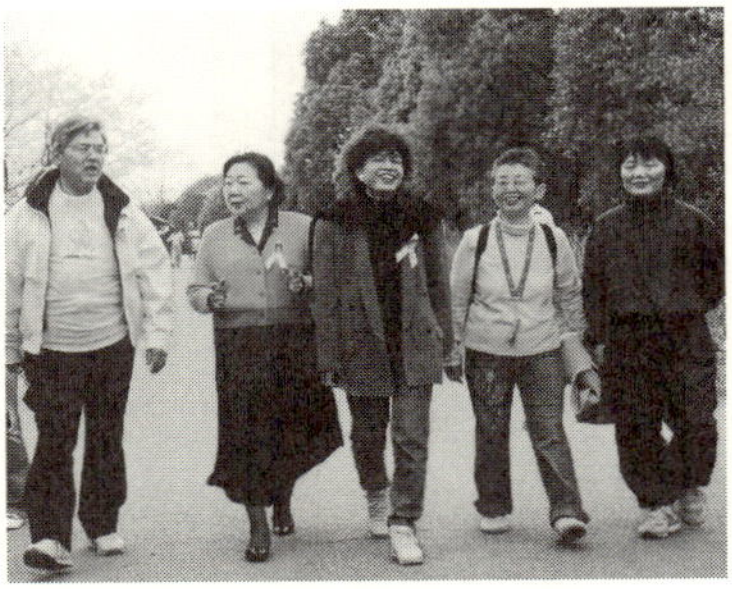

左から、霞富士雄医師、樋口恵子さん
円より子さん、安井禮子さん、著者の岡山

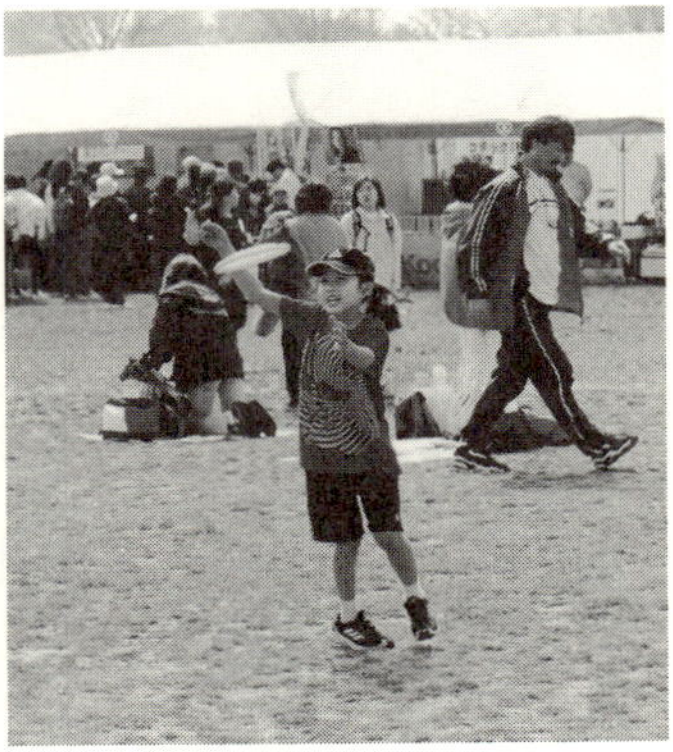

家族で参加できることが一番の楽しみ

患者から「先生頑張れ〜」と声援があがる。イベントを通じて医師との距離感は劇的に狭まり、それが治療に有効な信頼と関係性を築いていく。参加者は、普段の診察が三分で終わっても、「今年もラン&ウオークで先生に会える」という気持ちがあるので、不安はないという。

また、患者同士の交流も重要である。前述の通り、乳がんは治療や経過観察の期間が長いので、イベントを通じて、情報を共有したり励まし合う仲間をつくることができる。

もうひとつの魅力は、家族と一緒に参加できることである。闘病という感覚ではなく、家族とのレクリエーションとして楽しめることも、ラン&ウオークが成功し、長く続いている理由

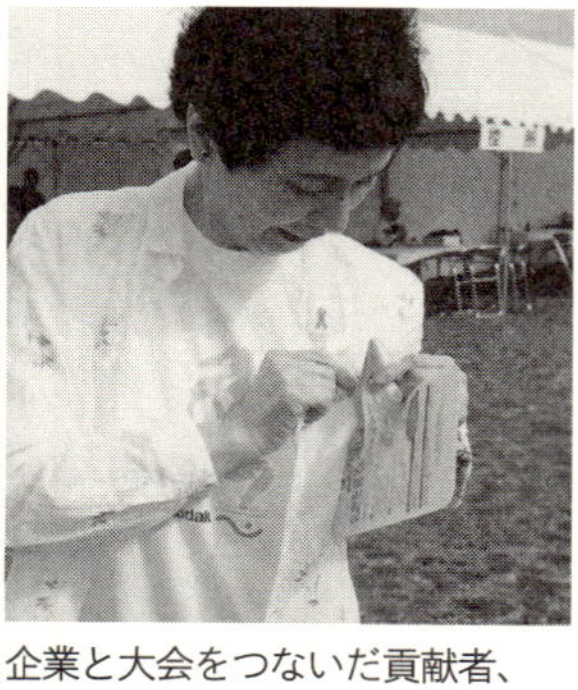
企業と大会をつないだ貢献者、遠藤登喜子医師も参加

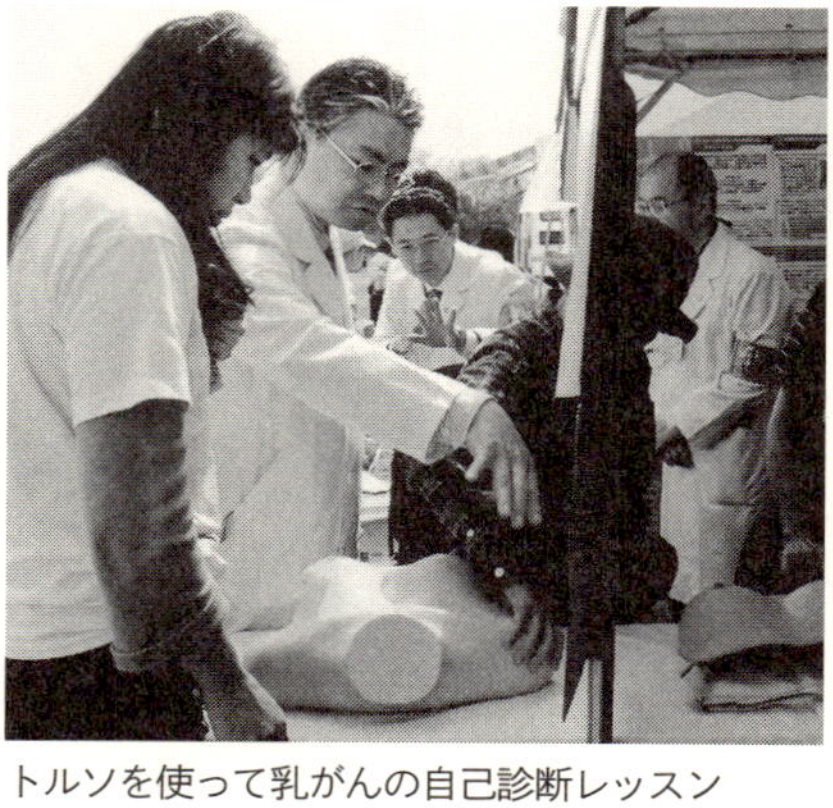
トルソを使って乳がんの自己診断レッスン

のひとつだろう。闘病は、患者本人だけでなく家族にとっても気が滅入ることだが、イベントを通じてポジティヴに捉えることができる。友人を誘うにしても、講演会だと気が引けるが、イベントなら「ウオークに行こうよ」と気軽に声をかけることができる。

第一回大会が開催された頃、携帯電話やパソコンでメールが急激に普及し、コミュニケーションのツールが増えたことも、患者同士の連携にプラスに働いた。その後、歌手のアグネス・チャン、タレントの山田邦子、女優の宮崎ますみや音無美紀子、ジャズシンガーの綾戸智恵といった有名人が、相次いで病気をカミングアウトしたことで、「黙っているより、外に向かって話した方がいい」というオープンな空気が生まれた。

同様のことは、イベントの影の主役でもある医師にもいえるだろう。普段ひとりひとりの患者と接するのは、時間的にも難しく、仮にできたとしても医師の側に精神的な負荷が大きくかかる。イベントを通じて、文字どおり普段着で患者と接すれば、負担も少ないし、また患者との交流は医療にも役立つ。しかし何より、「ファンミーティング」のように、患者に取り囲まれるのも、楽しみなひとときだ。

イベントは、病院とは違った場所で医師と患者が交流すること、つまり局面を変えることが、いかに重要で効果的かを教えてくれる。ピンクリボンの明るいムードが、個人の秘め事だった疾病を、ソーシャルな関心事として解放することに寄与したといえるだろう。

企業を巻き込む

第一回大会の開催が実現したのは、コダック社の支援表明がきっかけになったことはすでに述べた。第一回大会は、コダック社をはじめほとんどが外資系企業だったが、回を追うごとに日本企業も増えてきた。近年では一大会のスポンサー企業は六、七社にのぼるが、これまでにピンクリボンの活動に協賛した企業をあげれば、一〇〇社をくだらないだろう。

企業の支援はピンクリボンに欠かせない力だが、ほとんどの企業は、自社商品の宣伝や企業イメージアップを直接の目的として活動をサポートするわけではない。ピンクリボンへの取り組みは企業によってさまざまで、近年では社内のコミュニケーションの円滑化に活用するケースも出てきた。

アメリカでは、ピンクリボンに関わっていない企業の商品は売れない風潮すらあるという。企業の社会貢献にたいする女性消費者の厳しい目が、購買行動に強く反映されているのだ。アメリカの企業では、実際に従業員やその家族に乳がん患者を抱えており、当事者としての自覚がある。統計的にも圧倒的に乳がんが多いので、必然的に取り組みの優先度が高くなる。

日本では、企業はお金を出しても口は出さないというのが暗黙の了解だったので、寄付をした先から感謝状が送られてきて終わり、というのが常態だった。これにたいしピンクリボンでは、企業と一緒に協賛の方法を考えることにした。企業のためであり、社会のためでもあるという、今では当たり前のことから始めたのである。

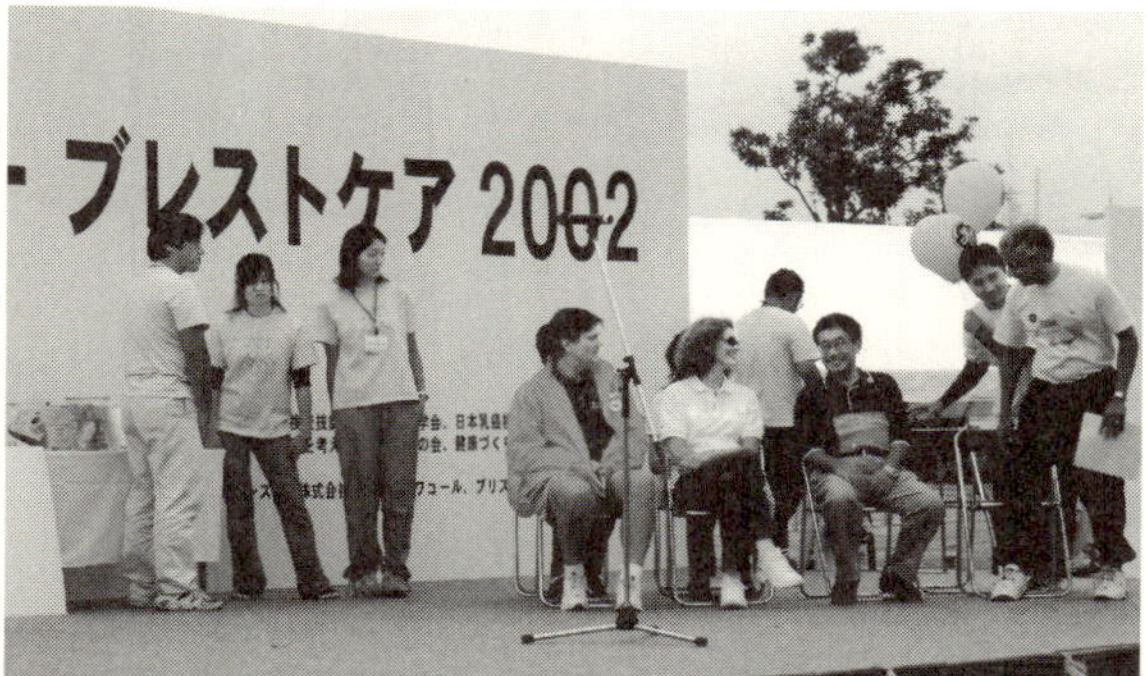

大会の黎明期を支援したのはほとんどが外資系企業。セレモニーには各社のトップが参列した

第三章
ピンクリボンの思想

ピンクリボンの成功は、患者と家族の参加、医師と患者の交流、メディアや企業の社会貢献など、運動の担い手のひろがりが、大きな要因であることが見えてきた。

ピンクリボンは、さまざまな人や組織が一体になって参加できるオープンな運動である。ピンクリボンが本格化する一九九〇年代は、八九年末のベルリンの壁崩壊を機に世界地図が塗り替えられるなかで、サブカルチャーや非西洋的世界に光があたり、インターネットの急速な普及にも支えられ、大衆が主役になっていく時代である。草の根でひろまったピンクリボンにおける主役もそうした市井の人々、とくに女性である。

本章では、ピンクリボンならではの「全員参加」のスタイルを生み出した、新しい思想や概念を紹介したい。

サステイナビリティ

私たちは、アメリカ視察を通じて、ピンクリボンだけでなく「サステイナビリティ（持続可能性）」という新たな概念に触れた。アメリカでサステイナビリティについて学ぶ場でピンクリボンに出会い、乳がん啓発運動の視察で、またサステイナビリティに出会う……というように、サステイナビリティとの密接な結びつきは、ピンクリボンの本質を考えるうえで非常に重要であった。

持続可能な社会は、「経済活動」「社会（人々の幸せな社会生活）」「環境と生態」の三つがともに成り立つことを基本原則とし、その結果として、地域に豊かさと幸せがもたらされる。

「幸せ」といっても百人百様で、その地域や組織によっても異なるが、多くの人が共有できる指標をもつことは大切である。そこで、私たちが持続可能な社会について考えるきっかけとなった、ミシガン州西部の中心都市グランドラピッズの「幸せの指標」を紹介したい。

- ヘルス&ウェルネス
- スピリチュアリティ
- 教育
- 生活の質
- 安全と保安
- 慈善
- 文化的能力

グランドラピッズは「ヘルスケア・ビレッジ」として知られ、健康が重要な項目としてあがっているが、これには医療を受ける人だけでなく、医療を提供する側の幸せも含まれている。医療機関で働く人たちが長時間労働になっていないか、賃金がきちんと支払われているかなど、い

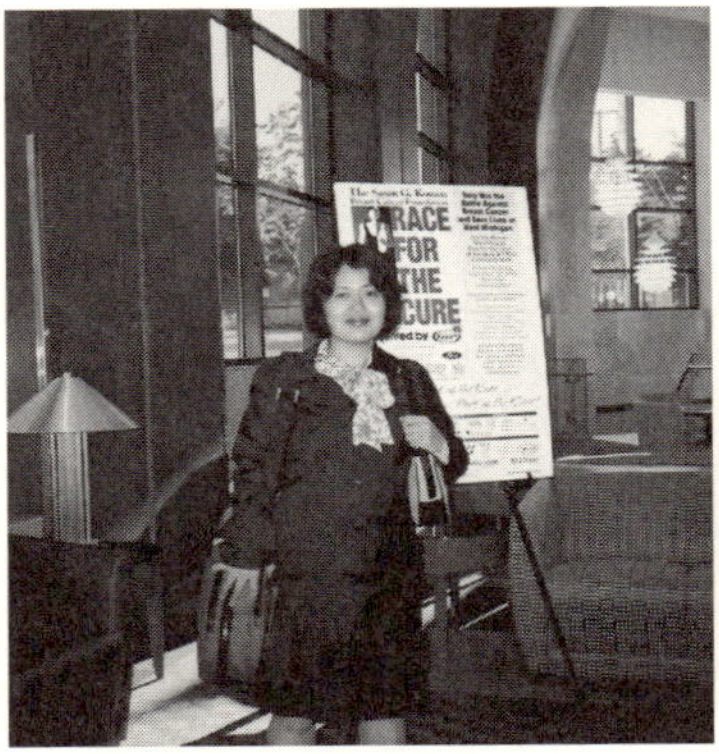

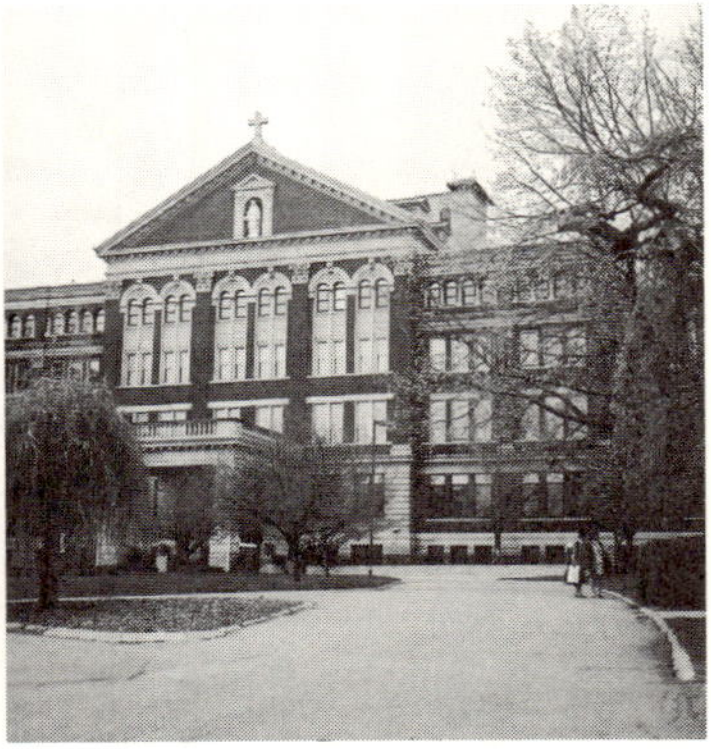

サステイナブルビジネス学科のあるアキナス大学（右）。先端的ながん治療で有名なセントメアリー病院の「レース・フォー・ザ・キュア」のポスターの前で（著者・高木）

くつもの指標がある。日本の医療環境では、こうした働く人たちの幸せにはあまり配慮がなされていない。そのため、寝る時間もないという悲惨な状況を聞くこともある。

また、そのヘルスケアも、死亡率や罹患率、検診受診率など単なる数字ではなく、「精神的・スピリチュアルに満たされているか」「みながヘルスケア社会をめざして貢献しているか」といった指標もある。

このようなサステイナビリティの考え方のもとに、私たちはピンクリボン活動をスタートした。私たちにとって、乳がんの啓発運動は、身近な社会が豊かになることと同義語である。このサステイナビリティの概念を通して、日本の

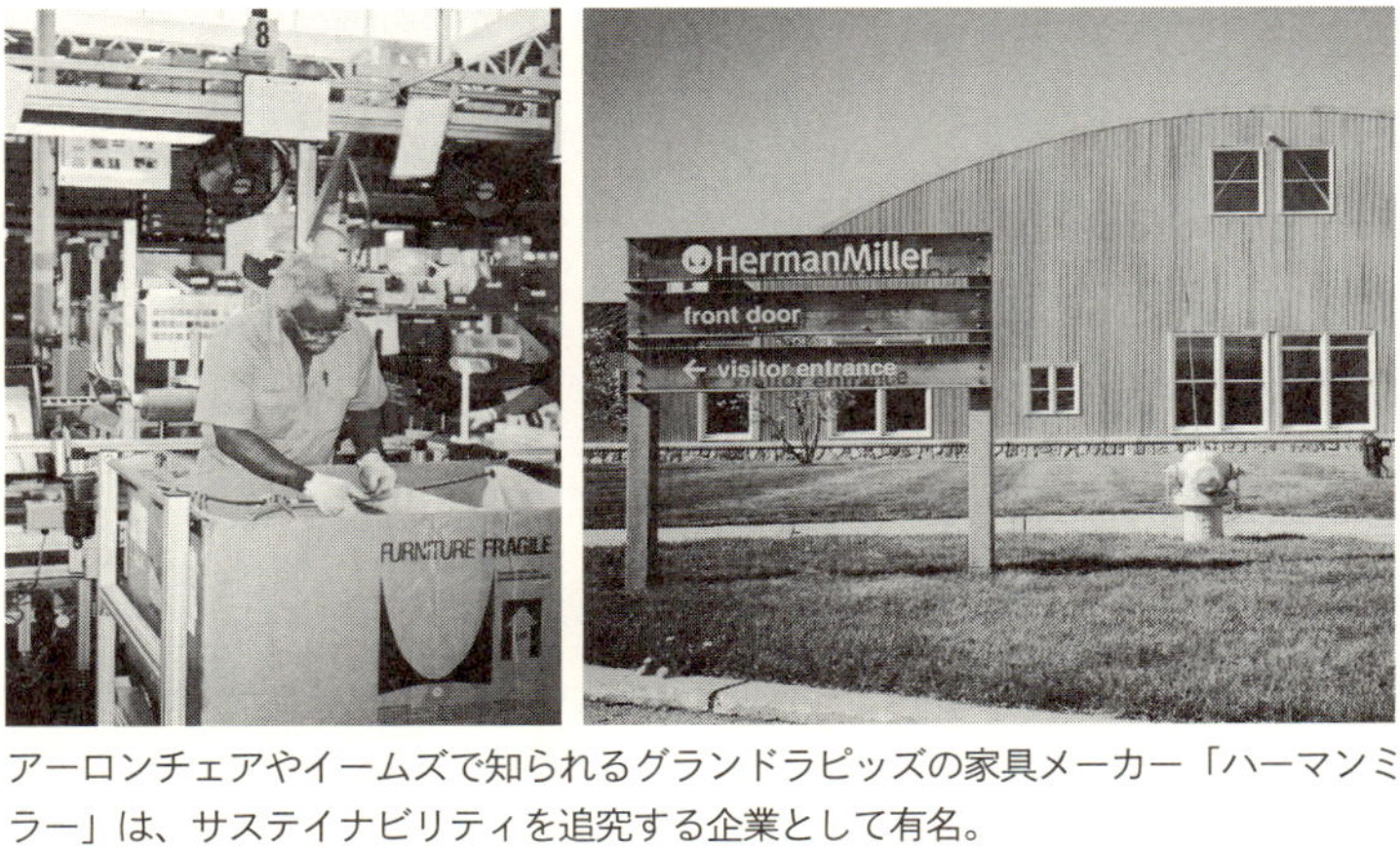

アーロンチェアやイームズで知られるグランドラピッズの家具メーカー「ハーマンミラー」は、サステイナビリティを追究する企業として有名。

ＣＳＲともピンクリボンは密接な関係を築いていくことができた。

全員参加の原則

前述の通り、サステイナビリティは、「経済活動」「社会」「環境と生態」の三つがともに成り立つことを基本原則としている。それゆえ、アクションを起こすうえでは、行政も企業も教育機関も含め、あらゆる組織を巻き込みながら、子どもから大人まで、全員参加で行うことが重要である。

全員参加のよい例がアメリカにある。

シカゴから二七〇キロ、イリノイ州とウィスコンシン州との境にある人口六万人のアイオワ州ダビューク市（Dubuque）は、住民参加型のまちづくりで知られる。同市が取り組む「持続可能なダビューク市プロジェクト」は、当初から住民が参加する会議を何度も開催することで、全員の意見をまちづくりに反映することをめざすとともに、住民に当事者意識を喚起していった。その結果、アメリカのサステイナブルな町ランキングで上位に選ばれ、今や世界中から視察に訪れる人々があとを絶たない。

地域が豊かになるためには、その地域で学んだ学生が卒業後も残り、地元に貢献できる環境づくりも大切である。かつて、アメリカ視察で出会ったミシガン大学の医学部の学生に、大学を卒業したあと、どこで働くのかと尋ねてみた。すると彼らは、「ここで学んだので、この地域に貢献したい」と語った。彼らが担う地域医療の未来に希望の灯が見えた。

このように、子どもから大人まであらゆる世代が主役となり、行政、教育機関、企業とともに、全員参加で取り組むことが、持続可能な社会をつくるポイントである。日本でも近年、子どもたちを対象に、がん教育を行う教育機関が増えてきた。医療と教育と行政がつながり、子どもから大人まで一緒に共通のテーマに取り組むことは、日本のピンクリボン運動と同じく、成功の秘訣ではないだろうか。

シンク・グローバリー、アクト・ローカリー

近年よく耳にするようになったこの言葉は、「地球規模で考え、足下から行動しよう」と

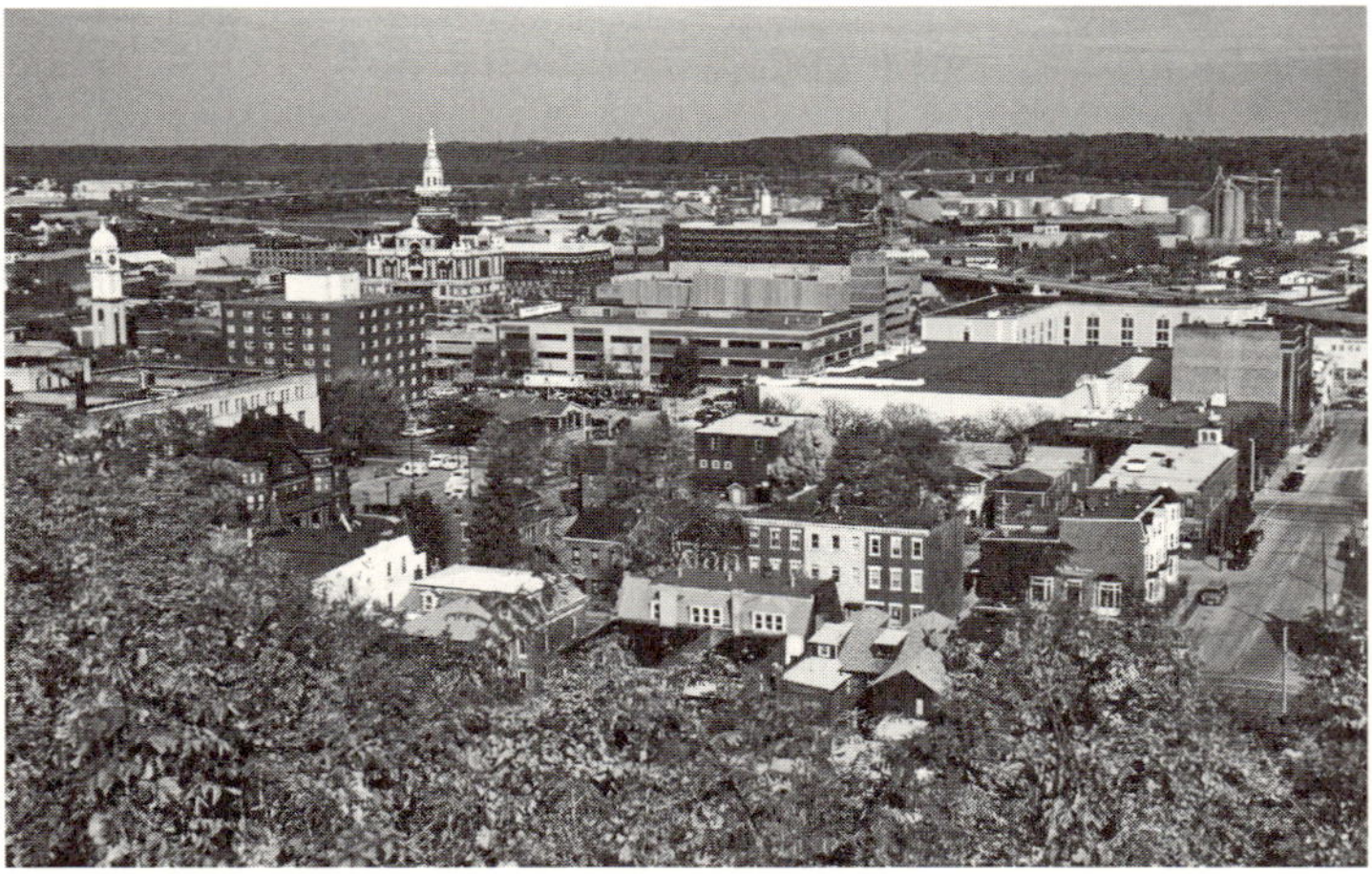
映画「フィールド・オブ・ドリームズ」の舞台にもなったダビューク市の町並み。

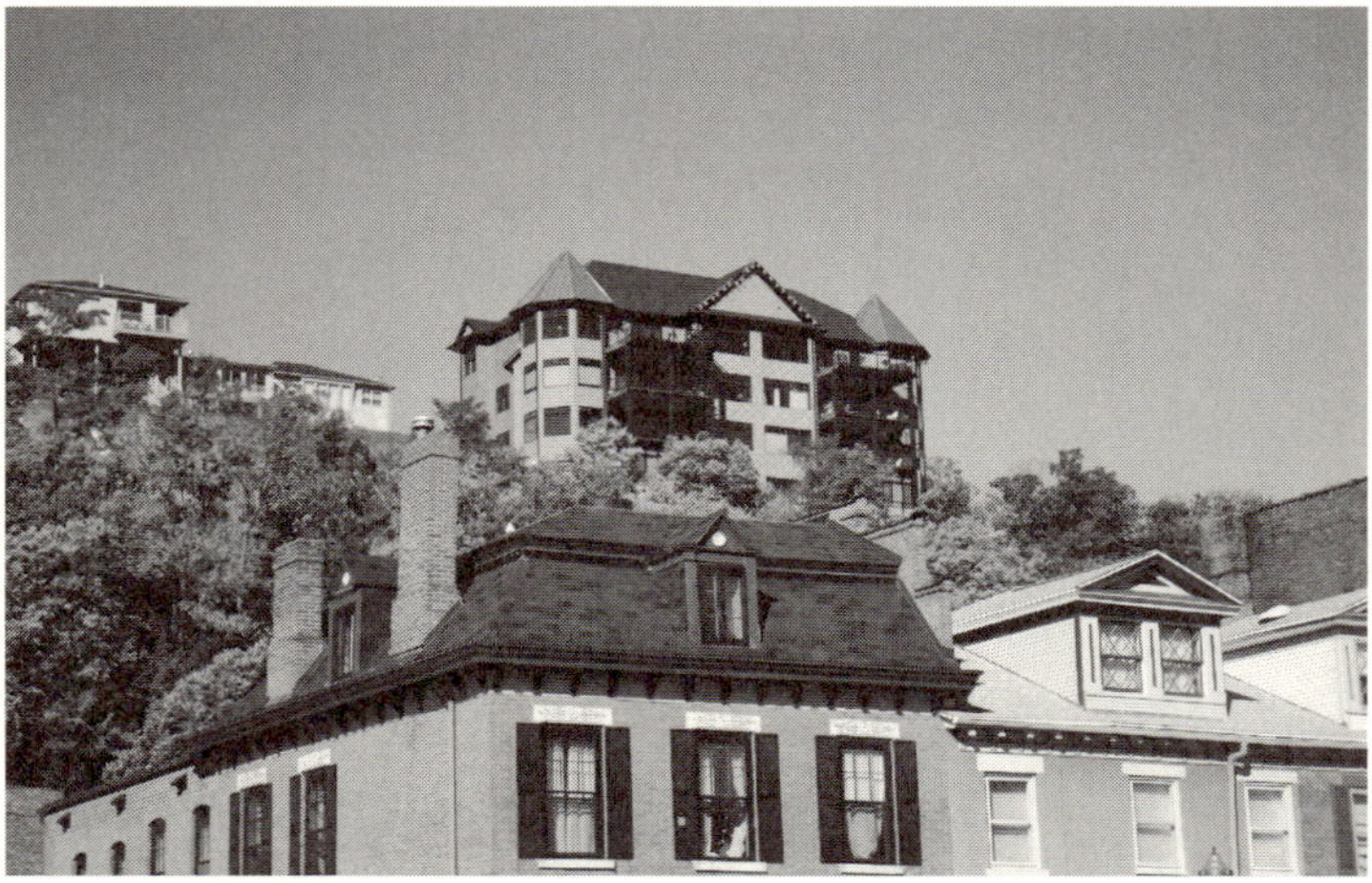
ダビューク市の建物は新築、改築ともに景観と省エネに配慮されている

いう意味の標語で、さまざまな分野で援用されている。

たとえば、「考え方は世界に通じること、しかし行動は地域の実情に合わせて」「あることがらは地域の幸せだけでなく、世界中の人々の幸せであること」「グローバルはローカルのなかに、ローカルはグローバルのなかに」など。

乳がんの早期発見の啓発活動も、まさに「シンク・グローバリー、アクト・ローカリー」の実践にほかなない。ここでは、その例をいくつか紹介したい。

東京都墨田区のケース

アメリカの七割近い受診率は、いかにして達成されたのか——。調査の結果、地域単位でのキャンペーンが、成果につながっていることがわかった。

アメリカは、地域ごとに社会的な特色が異なるので、十分なリサーチを実施し、受診率の向上に足りないものは何かを把握したうえで、それに合わせた政策を行っている。つまり、「シンク・グローバリー、アクト・ローカリー」の実践である。

一方、私たちがそれまで日本で行ってきたキャンペーンは、メディアを使ったり、大規模なイベントを開催するなど、どちらかといえばマスを対象とした展開であった。つまり、地域に根差した活動が十分にできていなかったといえる。

そこで、いくつかの候補地から墨田区を選び、地域に重点を置いたキャンペーンを政策的に展開することにした。たとえば、墨田区の保健衛生協力員や民生・児童委員の協力で、戸別訪問の際に検診のための資料を手渡したり、町内会の回覧板を利用して検診の告知を行うなど、墨田区がもつ情報インフラをフルに活用してキャンペーンを行った。

三重県のケース

「乳房健康研究会」が二〇〇三年に行った、検診受診率の実態に関する自治体調査において、全国で四六位、つまり下から二番目だったのが三重県である。しかし、三重県はそれから一〇年で、全国に先駆けた新しい地方医療を実現させることになる。

そのひとつが、三重大学と三重県、県下の市町村、そして、さまざまな医療機関が一体となった「三重乳がん検診ネットワーク」である。県や国の垣根を越えた画期的この仕組みによって、住民は乳がんの検診を一度受ければ、そのデータが県内の医療機関で共有される状況が整った。

このネットワーク構築で中心的な役割を担ったのは、三重大学医学部付属病院の竹田寛院長（当時）である。国立病院が県と組むためには面倒な手順を踏むことが必要になるが、竹田院長は労力を惜しまず、県の呼びかけに応じて前例のない仕組みづくりに奔走。エリアごとに病院関係者を集めて説明会を開き、三重県独自のネットワークを実現した。

竹田先生は現在、乳房健康研究会の副理事長としてピンクリボン運動にも携わる。また、二〇一三年に創設された桑名市総合医療センターの理事長に就任。同センターは、三重大学医学部付属病院と県立および市立病院、そして民間病院の連合体を全国に先駆けて設立し、地方医療の再生をめざしている。

何のため、誰のための運動か？

日本で、企業のCSRとピンクリボンが結びついた最初の事例のひとつが、二〇〇二年に開始したエイボンによる「乳がんにさよならキャンペーン」である。海外ですでにピンクリボン活動を展開していたエイボンは、口紅の売上の一部をピンクリボンに寄付する仕組みをいち早くつくり上げており、日本での活動開始を待っていた。

日本企業の先駆となったワコールは、ブラジャーの試着ごとに寄付をするという独自の活動を始めた。同社は、まず初年度に社員教育活動を行い、そこからステップを踏んで顧客を対象にした活動に取り組んでいる。

このように、ピンクリボンは企業の社会貢献キャンペーンに火をつけたといっていい。それを反映するように、企業からどのようにCSRキャンペーンをすればいいかという相談も増えた。

しかしこれは、企業の側にも、何のために社会啓発運動をするのかが問われるということである。このヴィジョンがないために失敗した例を、私たちは数多く見てきた。たとえば、あるメディアが主体となって資金を集め、大々的にピンクリボン・キャンペーンを行ったが、メディアの名前ばかりが前面に出て、協賛した企業は陰にかくれてしまった。これでは、市民、メディア、企業、行政が一体となって展開する、ピンクリボン本来の姿を見ることはできない。

一方、企業が独自のマーケティングやビジネスの仕方で強引に推し進めてしまった結果、「社会のために」がどこかにいってしまったケースも少なくない。

こうした失敗から学んだのは、「何のため、誰のため」という理念に繰り返し立ち戻り、それをみんなで共有しなければ、活動の趣旨が変わってしまうという教訓である。ピンクリボンは、自分や自分の身内の病に思いを馳せ、ときにはともに涙する、そういった体験が核にあることを忘れてはならない。

中央サーバへ送られ、厳重に保管される。ファイル形式は共通なので、全ての医療機関が一体となって登録ファイルを維持管理することができる。受診者は毎年どこの医療機関で検診を受けても結果は自分のファイルへ入力されるので、経年的な検診履歴が作成され、また大学病院などへの紹介の際にも活用できる。また、私たち診断する側にとっても、読影の際、前回の結果を参照できることが診断の大きな助けになる。この三重県独自の、他に例をみない登録ファイル・システムを維持することが、私たちネットワークの最も大きな仕事である。その他にも手術や精密検査が必要な際に医療機関の紹介や乳がんに関する医療相談を行ったり、乳房健康研究会の協力のもとに、市民や医療従事者を対象とした講習会や講演会を開催したり、ピンクリボン運動の様々なイベントの実施などの活動を続けてきた。最近では、小さな地域を対象として住民一人ひとりにマンモグラフィ乳がん検診の重要性を啓発する草の根的な運動に活動の重点を置いている。ネットワーク登録も、開始後約9年が経過し、2014年9月末現在、登録者は125,441人、県内の40歳以上の女性の約4人に1人が登録していることになる。乳がん検診受診率も年々上昇し、2011年度におけるマンモグラフィ検診受診率は24.7%と、全国16位となった。

2008年、当時私が副院長を務めていた三重大学病院に乳腺センターを設置。長年の願いであった県内初の本格的な乳がん診療施設が誕生した。本センターは、現在医師16人のうち小川朋子教授を筆頭に14人が女性という全国的にも珍しい施設で、手術は外科医、抗がん剤治療は腫瘍内科医、診断と放射線治療は放射線科医と、チーム医療が実践されている。乳がんの年齢調整死亡率も、2011年度10.0%で全国平均の12.1%を大きく下回ってきた。三重乳がん検診ネットワークの活動を始めて10年、息の長い草の根運動の重要性を実感している。

三重乳がん検診ネットワーク

竹田 寛　認定NPO乳房健康研究会 副理事長／
三重乳がん検診ネットワーク理事長／桑名市総合医療センター理事長

乳がん診療後進県からの脱却をめざして

1997年、三重大学医学部放射線科教授に着任後まもなく、三重県より公衆衛生審議会の成人病健診管理委員を拝命し、県内における乳がん診療の向上に努めることになった。2000年度における三重県の乳がん検診受診率は6.8%（老人保健事業報告による。以下同）で、全国平均11.8%を大きく下回り47都道府県中45位、乳がんの年齢調整死亡率は11.2%で全国平均10.7%を上回り、ワースト9位と惨憺たる数字であった。この結果に大きなショックを受けたが、まず乳がん検診の受診率を高めることが第一歩だと考え、県内の主な病院の病院長や放射線科医、放射線技師に働きかけ、私たち医療人が一体となって三重県におけるマンモグラフィ乳がん検診を盛り上げようと提唱した。当時県内でマンモグラフィ乳がん検診を行っていた約40の医療機関や検診機関のうち、約30施設が賛同し、2005年6月15日、三重大学医学部附属病院を中心とするNPO法人「三重乳がん検診ネットワーク」が誕生した。このネットワークに参加する医療機関は、質の高いマンモグラフィ乳がん検診が実施できる施設、すなわちマンモグラフィの読影認定医、撮影認定技師、一定の基準を満たした撮影装置が揃っている施設に限定することで、受診者は安心して検診を受けることができる。

他に例をみない登録システム

各施設での検診結果は、受診者IDとともに登録ファイルへ入力され、病院間を連結する専用のネットワーク回線を介して三重大学病院内の

Part 2
ピンクリボン成功のひみつ

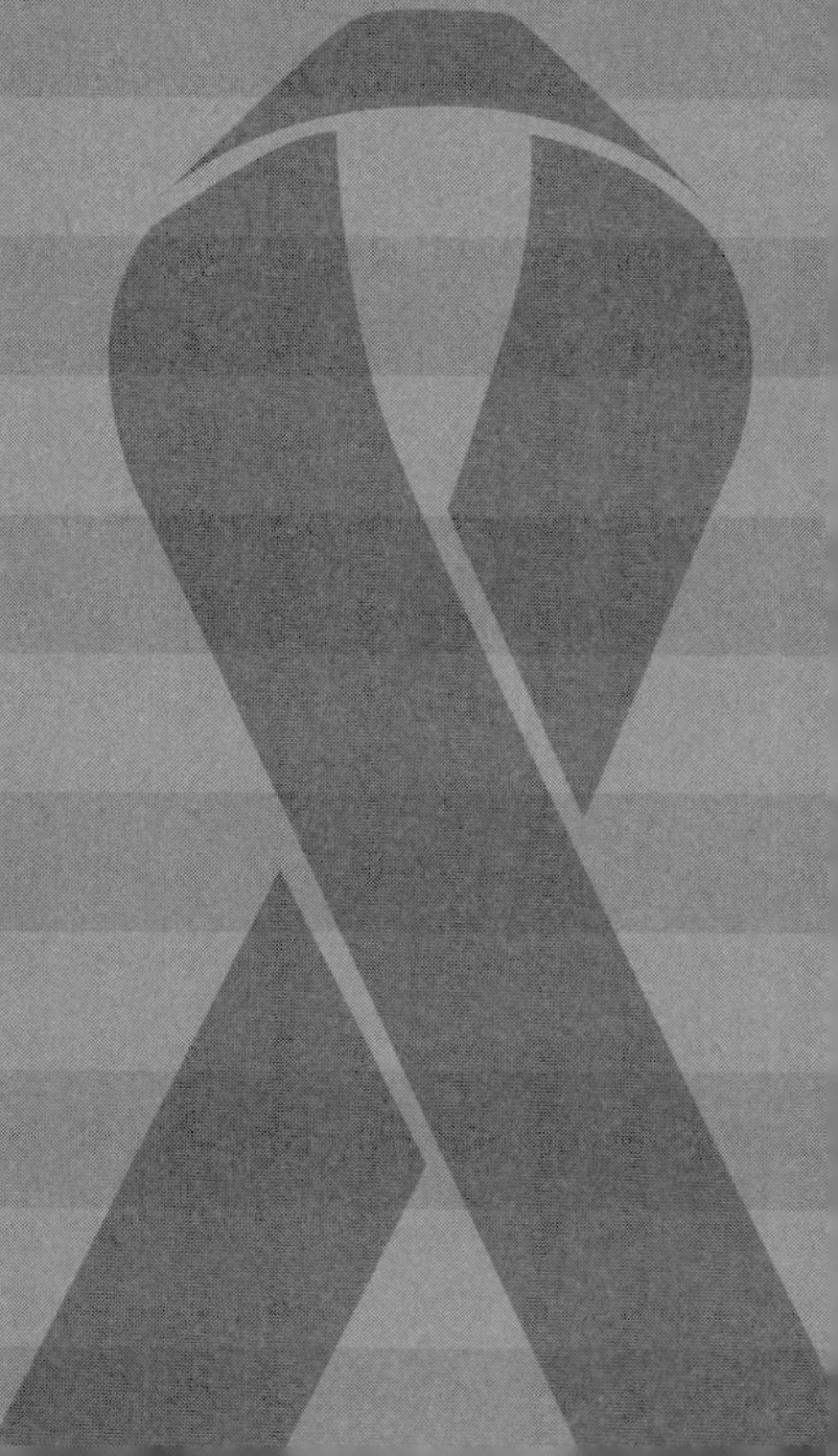

第一章

心を動かす

ピンクリボンは、女性の健康という極めて繊細な問題を扱っている。

前述の通り、日本では長い間、健康や身体は個人のプライヴェートな問題で、口にすることも公に取り組むことも憚られるような文化があった。時代とともに制度改革や意識は劇的に変化したが、依然としてナイーヴな性格が強い領域である。

乳がんの早期発見の重要性を知ってもらうために、いくら声高に叫んでも、何万枚のパンフレットを配布しても、それだけでメッセージは伝わらない。治療の日々を暮らす乳がん患者や、罹患の不安を抱えた人、ひとごとと思っている人など、乳がんにたいする心理は人それぞれだからだ。

本章では、そうした心理に注目し、人の「心」を知り、動かすために、どのような方法をとるべきかを考えてみたい。

心の「見える化」

ピンクリボンにとって、リボンの意匠や、大勢の参加者が集まる「ラン&ウオーク」は、運動を象徴するツールとして、活動の普及に大きな役割を果たしている。

ピンクリボンのバッジをつけているだけで、「乳がんは早期発見が大切」というメッセージを伝えることができるし、「ラン&ウオーク」により多くの人々が参加すれば、乳がん検診への関心を喚起することができる。

こうした積極的な意思表示は、日本人にはこれまで苦手な分野だったかもしれない。人の心は本来「見えない」「見せない」という日本的な美学によるものであろうが、時代が移り価値観が変わるなかで、日本人も心の内を、少しずつ表現するようになってきた。しかし、他者の心を見るという点では、まだ苦手意識や遠慮があるように思われる。だが大衆心理や潜在意識などを把握する場合その手段もいくつかある。

そこで、私たちがピンクリボンに取り入れてきた方法のなかから、まず「マーケティング調査」によって、人の「心」を見る方法を紹介しよう。

マーケティング調査には、質的調査と量的調査がある。前者には、数人を対象とするグループインタビューや、一人を対象に深く探るデプスインタビューなどの手法があるが、どちらも問いかける側の姿勢が大事な要素になる。

一人ひとりの気持ちを探る場合でも、たとえば、「はい、いいえ」だけの単純な答えを求める「閉じられた」質問ではなく、「どんな気持ちがしましたか、それはなぜですか」という、幅のある答えが期待できる「開かれた」質問をすることが必要だ。相手の「心」を見るには、データ化や類型化、総括が簡単にできない個々の気持ちに、徹底的に寄り添わなければならない。それには、時間もかかるし、カウンセリングマインド（姿勢・心構え）やインタビューのスキルも問われるが、そうして得られた答えからは、驚くほど多様なメッセージを読み解くことができる。そのとき、対象者と自分の心が共感し、見えなかったものが見えてくる。そこに他者の心の「見える化」が起こる。

また、量的調査でも心の「見える化」は可能である。教育心理学者の穐山貞登《あきやまたかのり》氏（一九二九～二〇〇一年）は、心理分析における「五分五分現象」に注目した。調査する前から、「90対10」、「80対20」のように優劣がはっきりするケースではなく、「45対55」など、結果があらかじめ予想できないものにこそ、統計手段を駆使して潜在的心理を分析するおもしろさがあるという。

最終的に何が決め手になってAを選んだのか、何が変わればBを選ぶのか、その要因を分析することによって、人の心理を「見える化」することができるのが、「五分五分現象」をさぐる醍醐味である。乳がん検診への受診行動を促す際も、「行く」「行かない」で揺れる気持ちの分析には、こうした統計分析が大いに役立っている。

心を拾う

次に、発話から「心」を読み取る方法について考えたい。

私たちが日常発する言葉には、「ファクト」の表現と、「気持ち」の表れがある。

産業カウンセラーの研修で、相手が話した言葉から、「ファクト」と「気持ち」に分類して書き出すという課題がある。たとえば、「電車が満員で大変だった」「夫と口論したので憂鬱だ」と語ったとすれば、「電車が満員だった」と「夫と口論した」が前者で、「大変だった」と「憂鬱だ」が後者を表している。

このように、会話のなかから気持ちが表れている部分だけを拾い出す。この作業を日常的に行い、続けていけば、家庭でも職場でも、相手の気持ちに意識が向き、よい人間関係を築くことができるだろう。

ピンクリボンにおいても、このような関係性の構築を重視してきた。それは、健康問題というナイーヴな領域で、受診する人の心を理解せずにキャンペーンを進めても、効果を上げることはできないからだ。

「なぜ検診に足が向かないのか」「どういうきっかけで検診を受ける気になったか」「検診を受けずに乳がんになった人はどんな気持ちでいるか」といった、乳がん検診をめぐるさまざまな気持ちを理解することから始めなくてはならない。まずは、相手との関係づくりが先にあって、そのうえで、受け皿の仕組みを考えていくという順番だ。

検診受診率を上げるには、早期発見・治療による死亡率減少効果などの数字も大切だが、検診に踏み出せない、興味がもてない原因を、心の部分から読み解く必要がある。そうしたストッパーを取り除き、「行かなくっちゃ！」と積極的になってもらうことが、一番効果的である（巻末資料1「乳がん検診に関する意識・行動のパターン分類」参照）。
心を拾う能力は、ふだんの会話で習慣づけると意外に身につくものである。「心を動かす」ためには、まず、相手の心のうちを感じることから始めたい。

なぜ検診に足が向かないのか

1位	受診する機会がなかった	39%
2位	何の症状も心配なところもない	36%
3位	撮影中痛かった（痛いらしい）	26%
4位	費用が高い	24%
5位	家族に乳がんの人がいない	22%
6位	時間がない	22%
7位	仕事が休めない	22%
8位	どこで受けられるかわからない	14%
9位	面倒だから	13%
10位	医師や技師が男性だと恥ずかしい	9%

乳房健康研究会が2013年に行ったアンケート調査より抜粋
複数回答方式、回答率（%）は小数点以下を四捨五入

翻訳されたメッセージ

次に、「心を動かす」ためには、どのようなメッセージの伝え方をすればよいだろうか。まず、ニュースやうわさ、情報の伝播について考えてみたい。

情報は、新聞や雑誌、パンフレットなどの紙媒体よりも、口伝えによるほうが、圧倒的に人の記憶に残る。つまり、目で見る正確な情報より、誰かによって「翻訳されたメッセージ」のほうが有効に伝わるということだ。このことは、さまざまな調査や実験が明らかにしている。

また、この「翻訳」についても、ポジティヴなもの、あるいはネガティヴなものなど、その情報によって伝播の効力は異なる。

このことから、女性に伝わりやすいのは、どういう種類のメッセージか、どんな人から発せられると効果的かといった実験を行ってみた。

その結果、女性の場合、信頼する人が体験から語った言葉を好むこと、男性に比べて、自分自身の体験を積極的に発信する傾向があることがわかった。その主となる媒体は「ロコミ」である。つまり、女性にとっては「誰が」語ったかが重要だということになる。この傾向は、近年のＳＮＳの隆盛にもつながるものである。

こうした調査の結果は、ピンクリボンにおいて、自分が乳がんであることをカミングアウトした著名人のメッセージが、多くの人の共感を得ていることからも裏付けられる。アメリカのピンクリボン運動がブレークしたのも、フォード、レーガン元大統領の夫人が、ともに自らの乳がん体験を公表したことが、きっかけになったように。

一方、口伝には、ネガティヴに翻訳されたメッセージも、瞬時にひろまるという怖さがある。したがって、発信者にとって、伝播する最初の段階が肝心で、情報を伝えたい人たちに、望ましい内容が伝わる仕掛けづくりが必要となる。つまり、啓発運動では、いかに情報やメッセージを翻訳し、「誰から誰に」伝えていくのか、その手腕が問われるということだ。

女性の健康に関する活動を展開するうえで、私たちが普段から心掛けている「メッセージの伝え方10のポイント」を以下に紹介しよう。

▼わかりやすい言葉
▼強い恐怖心を与えない
▼自分へのメッセージだと感じられる
▼専門家による内容の精査
▼専門家と一般の人が同じ内容を共有できる
▼専門家と一般の人をつなぐパイプ役がいる
▼パイプ役によるメッセージの的確な翻訳
▼啓発運動の受け皿や、サポート体制が明らか
▼行政、企業、メディアが発信するメッセージとの一貫性
▼価値の転換をはかる

言葉は生き物である。ささやかなことでも、人は変わることがある。右のなかで、最後にあげた「価値の転換をはかる」は、そのメッセージによってスイッチが入るような、いわば魔法の言葉である。私たちが二〇〇三年にアメリカを視察したとき、町のショッピン

グモールに設けられた検診センターのポスターに、次のような言葉が掲げられていた。

「七九ドルで靴を買いますか、それとも検診を受けますか？」

「靴」という単語で、検診を買い物感覚に置き換えた、これも魔法の言葉といえるだろう。難関であるが、創意工夫の見せ所でもある。

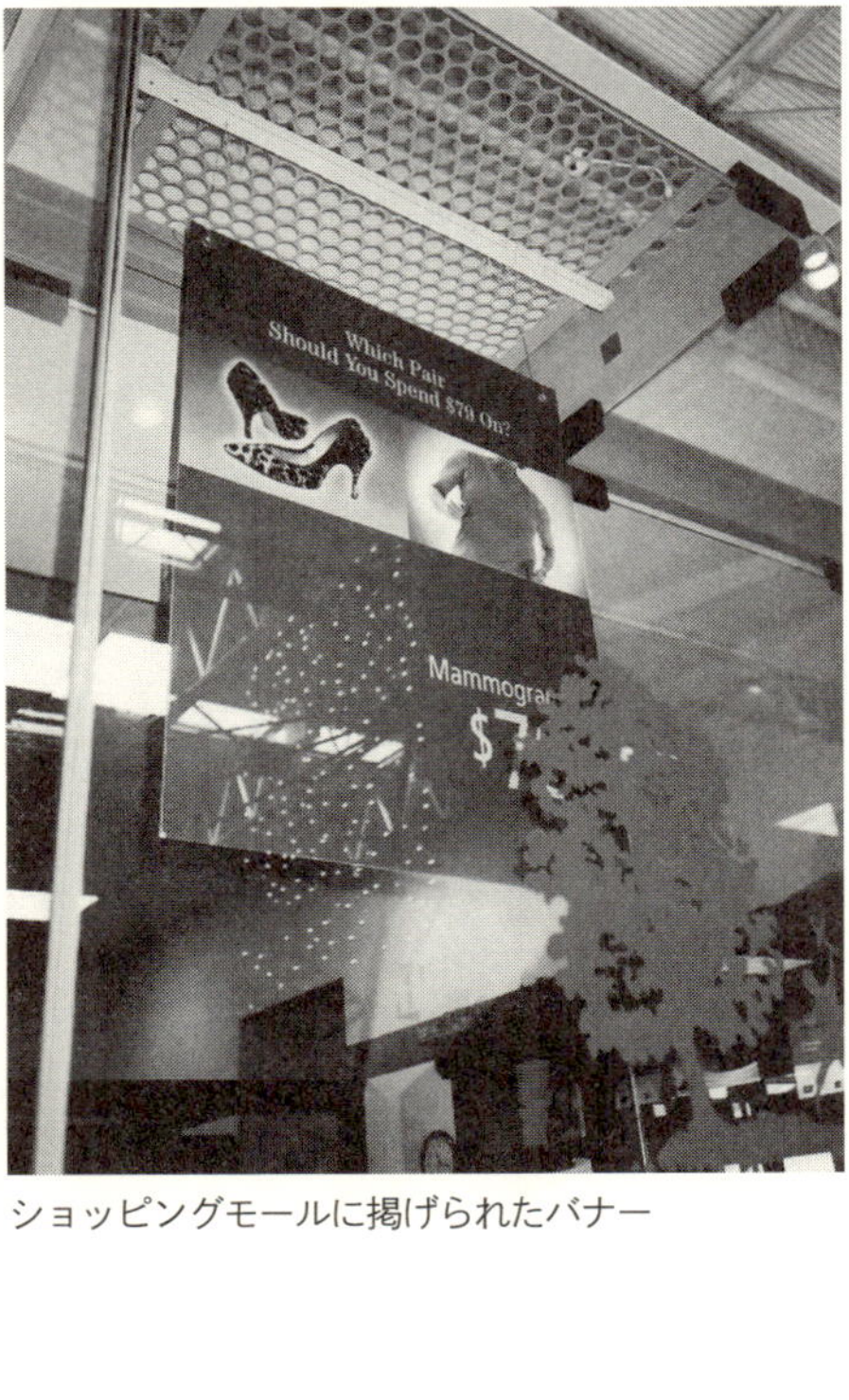

ショッピングモールに掲げられたバナー

がん病棟の手記』（1972年、時事通信社）のなかで、自身の闘病体験を交えながら、女性（または患者）の知る権利や、自ら治療法を選択する重要性を語った。センセーショナルな千葉に比べると表現は控えめだが、自らの乳がんについて語った先駆的著作であり、千葉も読者の一人であった。

その後、1990年代に世界でピンクリボン運動が盛んになり、2000年代には日本でも導入された。70年代、80年代に発刊された中島や千葉の著書は、その前史として今も存在感を放っている。

文責：井上瑞菜（株式会社朝日エル）

中島みち『誰も知らないあした：がん病棟の手記』
（写真は文庫版。1986年、文春文庫）

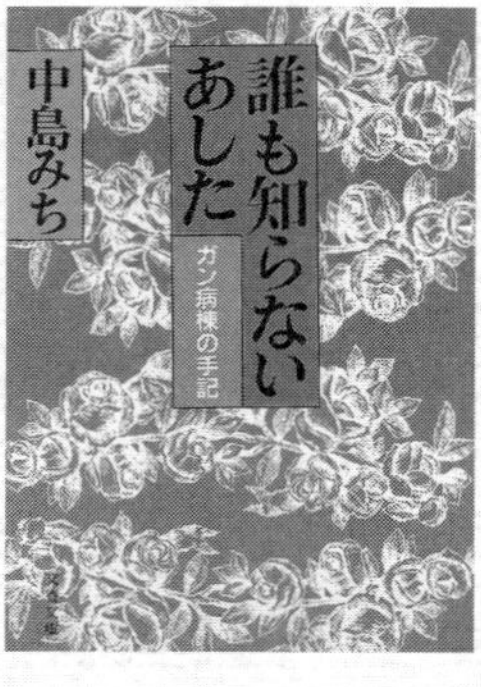

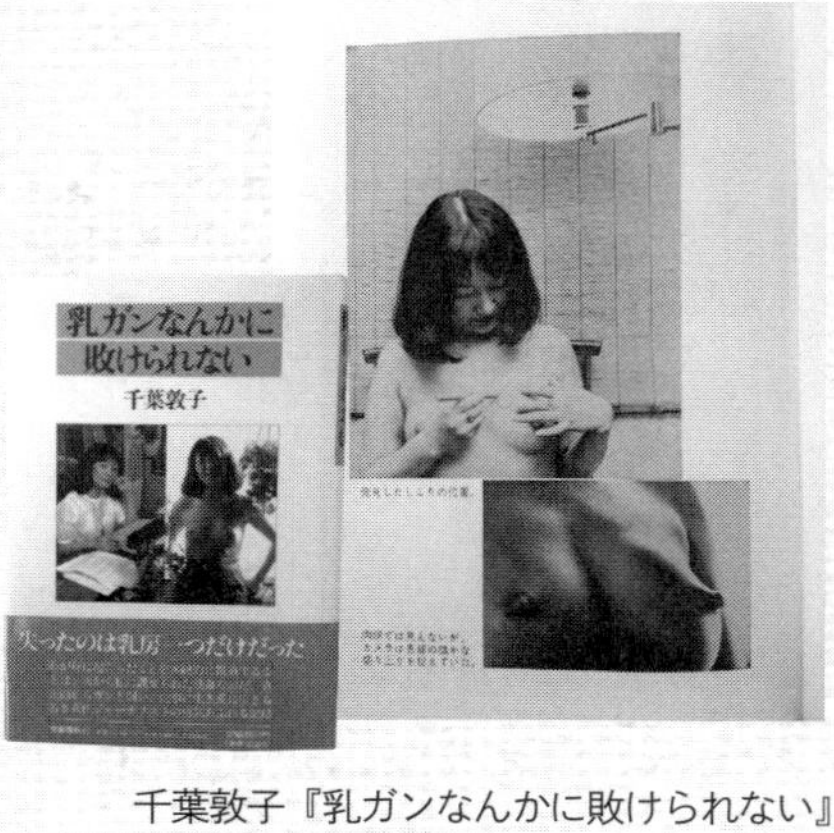

千葉敦子『乳ガンなんかに敗けられない』
（1981年、文芸春秋）

Column

70、80年代に乳がんを公表した女性たち

「乳がん＝隠すもの」という考えが根強かった80年代、個人の秘め事であった乳がんを、社会的な関心事として解放しようとした女性がいた。それは、ジャーナリストの千葉敦子である。東京新聞社経済部で新聞記者を務めた後、フリーランスジャーナリストとして活動していた千葉は、1980年の年末、乳がんの診断を受ける。その後、87年に亡くなるまでの約8年間に、数多くの闘病記を執筆した。

千葉の表現方法は斬新だった。『乳ガンなんかに敗けられない』の表紙に、「乳ガン」という大きな文字とともに、乳房切除手術を受ける前の上半身の写真を掲載した。病気を公表することすら忌避される時代に、そのあからさまな表現は社会に大きな衝撃を与えた。

1983年、千葉は治療のためニューヨークへ渡る。最新の治療を続ける傍ら、当時がん告知が一般的でなかった日本に向けて、「インフォームド・コンセント」を紹介し、患者の知る権利を主張した。また、がんや医療だけではなく、アメリカのライフスタイルや女性の働き方にもスポットを当て、86年に発表した『ニューヨークの24時間』はベストセラーになった。80年代に「新しい女性像」を具現する千葉の言葉は、乳がんに関心が低い層にも届き、「誰もがかかる病気」として、社会の意識改革を促すものとなった。

幅広い層を取り込みながら、乳がんを社会的な関心事へと変化させ、海外の知見を取り入れながら、「鎖国日本」を打破していこうとする千葉のやり方は、その後のピンクリボンのスタイルに重なるところがある。

また、千葉以前に、女性が自身の身体について知り、自身の声で語ることの必要性を訴えた人物として、中島みちのことも忘れてはならない。70年に乳がんと診断された中島は、著書『誰も知らないあした：

答えを求めない

「心を動かす」メッセージの伝え方について考えてみたが、もうひとつ重要な要素がある。それは、質の高い関係性である。

ピンクリボンの啓発活動ではさまざまな配慮が求められる。とくに乳がん体験者には病気へのおそれや不安があり、迷いで誰しも心がゆれ動く。しかし、この体験者のメッセージこそ運動にとって重要だ。

人と人が向き合う姿勢について、アメリカのメイヨ・クリニックで三〇年以上にわたり精神医療に取り組んできた丸田俊彦氏【注1】が、講演会や著書を通じて繰り返し語られてきた言葉がある。それは「正しい答えはひとつではない」である。

丸田先生によれば、日本人は、何かひとつの「正しい答え」を求め、それでなければだめだと思ってしまう傾向にあるという。

このことから、私たちは普段から「答えを求めない」ことを心掛けている。早期発見の啓発活動には、ともすれば患者を傷つけてしまう要素が多分にあるが、「もっと聞かせて」

と語りかけることで、相手との関係を深めていく。質の高い関係性は、対話の深化の先にあることを、丸田先生のこの言葉から学んだからだ。

これは、活動をともにする仲間との間でも同様である。答えを求めることは、個人の心のなかの多様性を否定したり、調和のために変化や進化を犠牲にすることにもつながる。

ひとつの目的に向かって心を合わせていく運動では、そうした落とし穴があることを忘れてはならない。とくにリーダーが一番大切にしなければならないことは、誰かが期待とは異なる答えや意見を出しても、「正しい答えはひとつではない」ことを前提に、お互いの意見を交換し、理解し合うために議論を活性化することである。

【註1】まるたとしひこ
日本の精神分析的精神療法分野における第一人者。一九七二年、慶應義塾大学医学部を卒業後、渡米。メイヨ・クリニック医科大学精神科教授などを歴任。二〇〇四年帰国し、主にサイコセラピーやカウンセリング教育に従事。著書に『サイコセラピー練習帳』『痛みの心理学』『間主観的感性』など多数。二〇一四年七月逝去。

人はどのようなときに感動するか

ありがとう、あなたに会えてよかった。
私たちは、地球の歴史の中でいちばん幸せで、
すてきな時代に生まれてきました。

これは、「ミュージカルチームＬＯＶＥ」のステージで、いつも語られるメッセージである。「ＬＯＶＥ」は、一九八二年の春に神戸で結成された「楽団あぶあぶあ」が、活動一〇周年を記念して、新たに立ち上げた創作ミュージカルチームである。
「あぶあぶあ」も「ＬＯＶＥ」も、とてもユニークな集団である。結成当時のメンバーは、養護学校高等部の在校生と卒業したばかりの音楽好きの若者たちに、友人二名を加えた総勢八名。ダウン症や自閉症をもつメンバーが、卒業後も社会の一員として有意義に暮らせる場として、自分たちでつくった。三〇年たった今も活動は続いており、その間二〇〇回を超える公演を開催し、アメリカやスペインなど海外公演も行ってきた。今や、ファンも

大勢かかえる人気楽団である。

彼らの公演では、毎回会場が感動の渦に包まれ、男女を問わず多くの観客が涙をこらえきれず目にハンカチを当てている光景に出会う。この涙は、いったい何だろう。なぜ、こんなにも人の心をうつのだろうか。

その問いを、ずばり楽団のメンバーに尋ねてみた。すると彼らは、戸惑いながらも、次のように答えてくれたのだ。

「自分がやさしかったときのことを思い出すから……」

人はみなやさしさをもって生まれてくる。そのことに気づくから、人は深く感動するのではないか。「人の心を動かす」のは、「戦略」ではない。もっと大事なことがあることを、私たちは「あぶあぶあ」の人たちに教えられた。

ところで、冒頭の言葉には、次のような続きがある。

国籍や人種を越え、障害をもつ人ももたない人も、
すべての人がお互いの幸せのために
助け合うことのできる時代がやっと来ました。
私たちは、一人ひとりかけがえのない存在だと知っています。

世界中で展開されているピンクリボン運動も、お互いの「幸せ」のために、助け合うことのできる時代をめざして始まった。「人の心を動かす」ことも、結局はそれが本質であり、原点である。

Column

楽団あぶあぶあ

1982年の春、兵庫県神戸市で、養護学校高等部の在校生と卒業したばかりの若者に、音楽好きの友人2人（東野洋子と柏原ゆかり）が加わって、総勢8名で結成された（現在は11名）。以来、全国各地にでかけ、コンサートを行ってきた。2000年5月にはニューヨークとニュージャージーで初の海外公演を開催し、約1,400人の観客を動員。2002年にハワイ、2004年にはバルセロナへでかけ、サグラダ・ファミリア教会で「平和祈念コンサート」を開催し、大喝采を浴びた。

1年に一度の楽団主催の定期演奏会をはじめ、チャリティコンサートや福祉行事など、演奏会は30年間で200回を超え、延べ15万人の人々と交流を行ってきた。各地に姉妹グループも誕生している。

1992年1月に楽団結成10周年を記念して結成された「ミュージカルチームLOVE」は、あぶあぶあとともに活動し、参加者や表現の幅をひろげている。とくに、2006年「第6回全国障害者スポーツ大会のじぎく兵庫大会」では、大会テーマソングにオリジナル曲「きみに伝えたい」が選ばれ、開会式・閉会式でパフォーマンスを披露。その後、全国から招待を受け、演奏活動を行っている。2014年11月に行われた定期演奏会は第33回を迎えた。

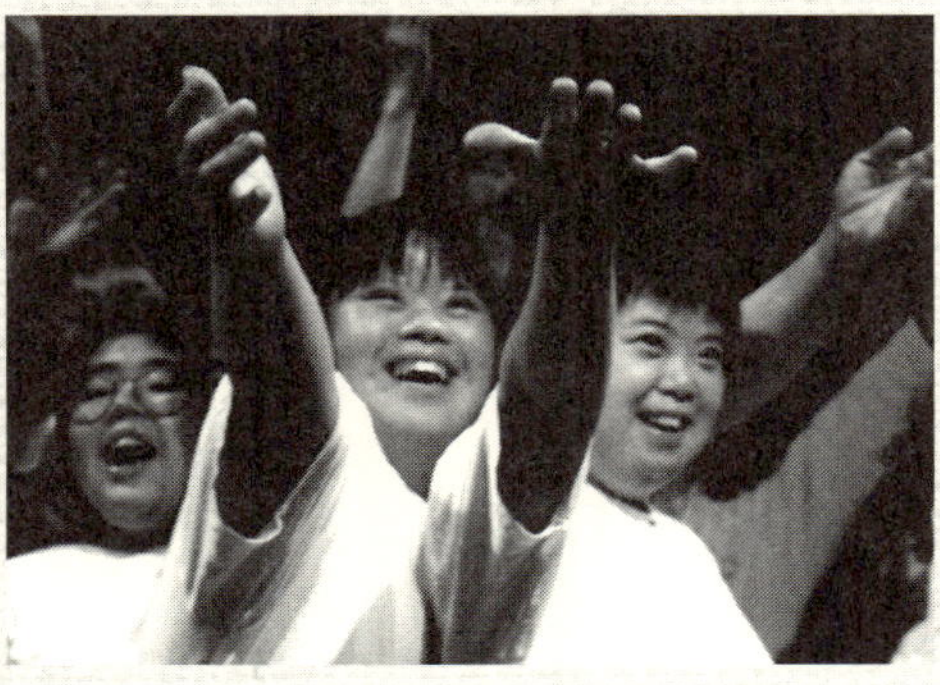

「ミュージカルチームLOVE」のステージより

第二章
お金を動かす

ピンクリボンにおいて、資金集めは活動を左右する非常に重要な部分であり、もっとも苦労するところでもある。

財布を開いてもらうには、こちらのメッセージが相手の心に響くものでなければならない。伝える方法も、感涙を誘うか、社会正義に訴えるか、いろいろあるだろう。しかし、「お金と何かを交換する」という点では、寄付をするのも、何かものを買うのも、基本的には同じ行為である。資金集めにおいても、そのことに真摯に向き合う必要がある。

この章では、「お金を動かす」ための方法や、踏まえておくべき文化的、社会的背景について述べてみたい。

寄付文化のない日本

アメリカの社会活動をする組織を訪ねて一番驚くのは、ファンドレイジングを担当する人数の多さである。組織によっては全体の三分の二が、何らかのかたちで資金に関する役割を担っており、仕事への意識も高い。さらには、彼らが資料として使う冊子や封筒などは、デザインが非常に美しく、おもわず寄付がしたくなるような素敵なツールである。

こうしたファンドレイジングの洗練された現場を見ると、アメリカ社会に寄付文化が深く根付いていることがわかる。しかし、日本には寄付文化がない。お布施や賽銭はあっても、欧米のような献金に慣れていない。日本人には、親戚など特定少数の人にお金を出しても、不特定多数の人にお金を出すという文化が定着していないのである。

ビジネスに長けた企業であっても、日本の場合、お金のことをダイレクトに口にするのを回避する傾向がある。何をするかで盛り上がっていても、ことお金に話しが及ぶと、さっと場が引いてしまうようなところがある。そのうえ、寄付にたいする税制の未整備という問題もある。

つまり、日本では、「お金集めは難しい」ということを、前提にする必要があるのだ。解決策のひとつは、寄付や協賛などの支援をする企業が、その活動に「口も出す」という文化をつくっていくことであろう。お金を出すだけではなく、趣旨に賛同し、一緒に運動を担っていくスタイルを築くことである。

また、アメリカでは、寄付を募る際に、「プラチナ」「ゴールド」といった格付けをしているが、日本では、その企業にとっての「ふさわしい出し方」を、個々に聞くことが重要である。企業にはその時どきで出しやすいお金の種類というものがあるからだ。

税制面でも、認定NPO制度によって寄付の優遇制度ができるなど、日本も少しずつ変わってきているので、そういった変化にアンテナを張り、その利点を最大限に活用していきたい。

企業へのアプローチ

ピンクリボン運動を成功に導いた要因のひとつが、企業との協働である。

Column

企業とピンクリボン 1

西へ向かう新幹線が京都駅を過ぎるとまもなく、車窓越しに巨大なピンクリボンが目に飛び込んでくる。日本で最も早い時期からピンクリボン運動に取り組んだ企業のひとつ、ワコールの本社ビルである。女性下着のトップメーカーである同社では、乳がんの手術をした女性向けの製品の開発も行っている。

ワコールでは、社員全員が日頃からリボンのバッジを身につけ、ブラジャーの試着1枚ごとに10円を寄付する活動や、ネット上でクイズに答えると3円が寄付されるといったキャンペーンなどを、多様な貢献活動を展開している。

またこうした表向きの活動にとどまらず、社員研修でも乳がんやピンクリボンを取り上げ、女性社員の乳がん検診受診率は80%強と受診環境も整備されている。さらには、マンモグラフィと超音波機器を搭載した検診車「AIO」を導入し、医療機関に運営を委託するかたちで、地域の乳がん検診事業にも貢献している。

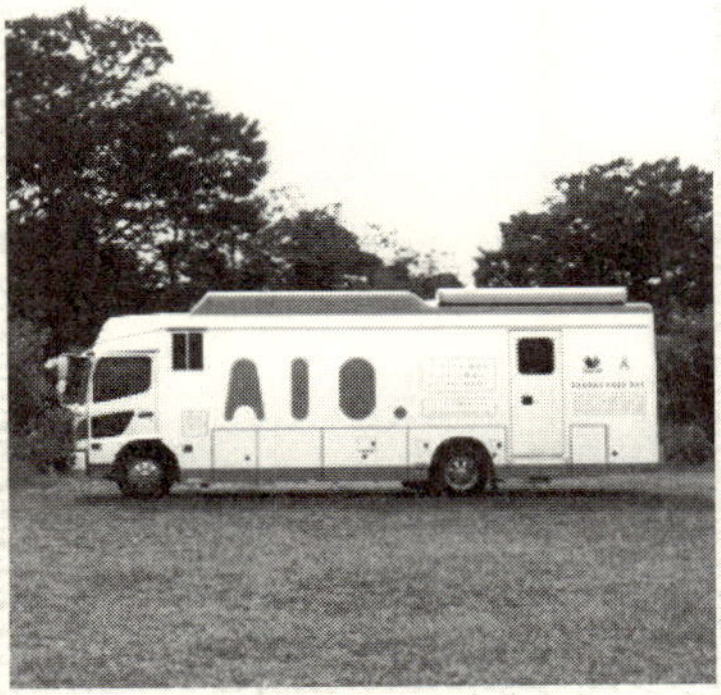

マンモグラフィ搭載の検診車

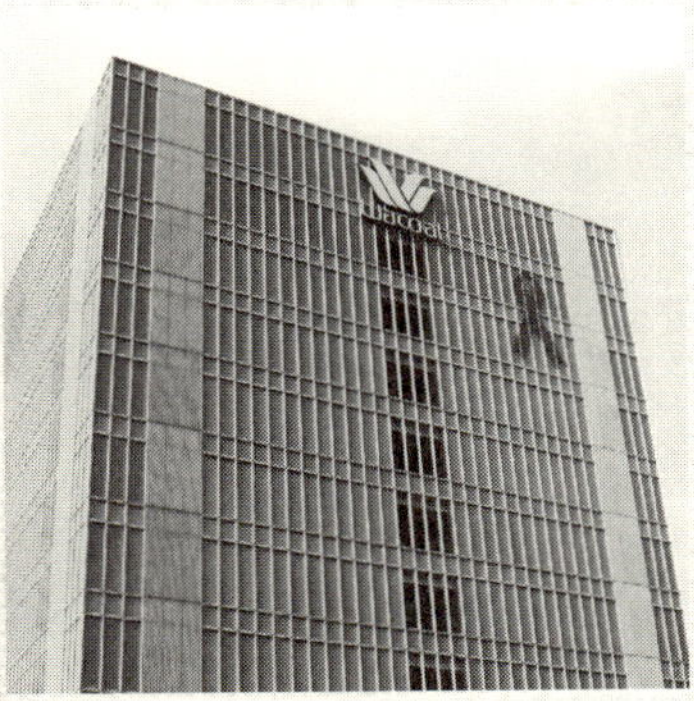
巨大なピンクリボンを掲げたワコールの本社ビル（京都市）

ピンクリボンを展開する活動団体からすれば、企業からの協力が最も重要な柱といえるが、企業の力はお金だけではない。

企業には豊富な人材やアイディアがあり、実践の場も備わっている。また、企業の商品は魅力的なメディアでもある。自分の愛用する商品にピンクリボンのメッセージが添えられていれば、医師の言葉とはまた違ったかたちで人の心に響くだろう。商品を介して思わぬ化学反応が発生するからだ。

ピンクリボン運動を日本で成功に導くには、マーケティングの視点からも、日本の女性市場を熟知している企業のノウハウは魅力的である。しかし、なにごとにも慎重な日本企業を巻き込むためには、彼らが安心して支援できるよう、さまざまな準備が必要である。

以下は、そのために私たちが心掛けてきたことである。

科学的根拠の提示

乳がんの罹患数、乳がんによる死亡数、早期発見であれば治癒することを示す一〇年生存率のデータなどを駆使し、なぜこの運動が必要なのかをアピールする。データは毎年更新し、わかりやすい解説を付ける。こうしたデータは、乳がんや乳がん検診の分野で実績があり、学会で要職にあるなど、信頼できる医師から提供を受ける。

メディアの力

企業はメディアの動向に敏感だといえる。二〇〇三年に朝日新聞とＹａｈｏｏ！がタイアップしてキャンペーンを展開したことで、ピンクリボン運動はメジャーデビューを果たすが、これによって、企業の注目度が格段に上がった。企業の担当者の理解が得られても、会社の決裁を獲得するにはハードルがあり、メディアへの露出が決め手になることも少なくない。

行政との連動性

厚生労働省が二〇〇〇年に出したマンモグラフィ併用検診の指針は、二〇〇四年の改定でその対象年齢がひろがり、二〇〇五年にはマンモグラフィ緊急整備事業に予算がつく。さらに、二〇〇七年のがん対策推進基本計画では、検診受診率五〇％という数値目標も出され、二〇〇九年より、一定年齢の女性を対象に女性特有のがん検診無料クーポンが発行されている。このように、制度改革の急速な展開を提示し、ピンクリボン運動が国家戦略にそったムーブメントであることをアピールする。

▶企業メリットの提示

ピンクリボン運動は、企業が参加することで得られる成果を、明確にすることを重視してきた。「コーズ・リレーテッド・マーケティング」に代表される、社会貢献とマーケティングを結びつけた手法であったり、顧客とのコミュニケーションツールであったり、従業員の社会貢献プログラムであったり、あるいは社内の検診受診率向上といった福利厚生の一環として機能するように働きかけてきた。このことはさまざまなピンクリボン運動があるなかで「わが社のピンクリボン」を打ち出すためにも有効である。

▶活動実績のフィードバック

ピンクリボンを展開した墨田区では、検診受診者数が前年より約五〇%アップした。このように、活動の成果を、人数や受診率など、協賛企業に対しても客観的なデータで示すことが効果的である。イベントを行ったあとのアンケート（ネガティヴな意見も含め）や、メディアによる記事からも、企業は寄付による効果を具体的にイメージできる。

たったひとつの企画書

前述のように、企業メリットや「わが社のピンクリボン」につなげるためには、アプローチする先の状況をきちんと把握しておく必要がある。企業の歴史や、今どの分野に力をいれているのか、主力商品や主たる顧客層はどうか、同業他社に対してどんな点が秀でているか、さらには何を求めているかに至るまで、綿密な調査が必要になる。そのうえで、その企業のための「たったひとつの企画書」をつくって持参する。

多くの活動団体が、寄付や助成金を申し込む際に、自分たちがどんな活動をし、それがどれだけすばらしいかを伝えることに終始している。企画書も宛名を変えただけの使い回しも少なくない。しかし、それでは企業を説得することはできない。老舗の食品メーカー、躍進めざましい新進のＩＴ企業、合併した企業、外資系企業など、企業形態も違えば、ＣＳＲ関連部署、広報宣伝部、商品戦略部、人事部など窓口も異なる。宣伝費、福利厚生費、教育研修費など、捻出されるお金の「種類」もさまざまだ。

「たったひとつの企画書」は、それらの要素をすべて調査・検討し、企業のサイドに立って作成されなければならない。ときには調査費をかけることも必要だ。「寄付金をもらうのに調査経費はかけられない」と考えがちだが、「お金を動かす」ことは、それほど大変なことであり、検討する価値はじゅうぶんにある。

女性社員の躍進とＣＳＲ

ピンクリボンが多くの企業から支持を集めることができた背景には、一九八六年の男女雇用機会均等法施行と前後して採用された女性社員の存在がある。施行から約一五年、乳がん好発年齢に達した彼女たちは、男性と同等の権限をもって予算をコントロールする年代を迎えていた。そうした女性社員たちは、自分自身だけでなく、同僚、家族、友人のこ

Column

企業とピンクリボン 2

2つの会社が合併した際、両社の社員がピンクリボンに取り組むことで一体感を創出した例もある。花王とカネボウが好例で、両ブランドの販売員が店頭で同じリボンを身につけ、パンフレットも同じもものを配布した。

デパートの伊勢丹と三越のケースでは、先行していた伊勢丹に三越が合流し、活動の幅がひろがった。生命保険会社でも同様の事例がある。

国内有数の医療機器メーカーである東芝メディカルシステムズは、親会社の東芝と連携してイベント協賛や独自にセミナーを開催するほか、ピンクリボンアドバイザーの研修に製造ライン見学の場を提供している。マンモグラフィの製造に携わる企業ならではの取り組みといえる。

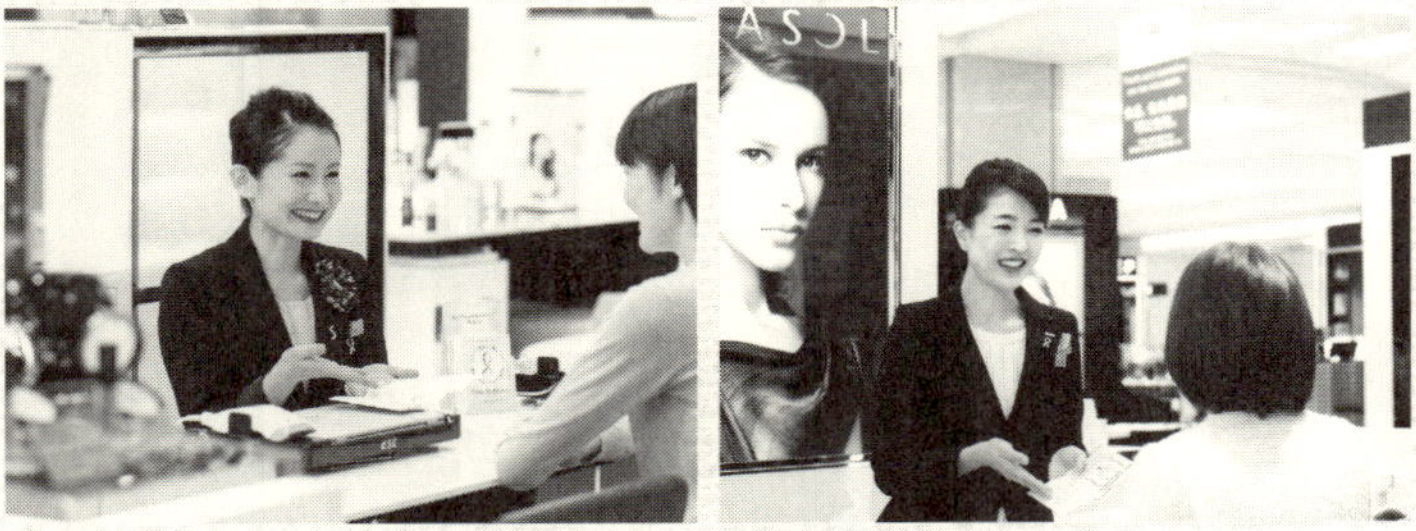

花王グループのソフィーナとカネボウは店頭で共通のピンクリボン活動を行う

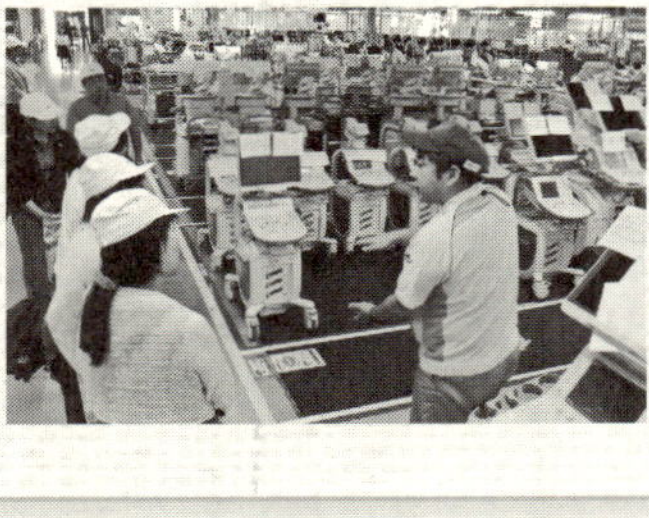

東芝メディカルシステムズ
による工場見学

として、自社をピンクリボン支援へと導く推進力となった。

そして、もうひとつの要因が、ＣＳＲ（企業の社会貢献）の潮流である。企業はこの波に遅れまいと、人と予算を割いた。その多くが環境問題に取り組むなかで、他社との差別化としてピンクリボンを選んだ企業もあった。

ＣＳＲとしてピンクリボンにいち早く取り組んだのは、ピンクリボンと本業が直接結びつく企業である。乳がんに関連する製薬会社や、マンモグラフィのフィルムを製造する企業（現在はデジタル化が進む）などがその例である。また、女性を顧客とする企業や女性社員の多い企業も、率先してピンクリボンに参加している。

新しい価値や文化を生み出す

陰徳の美をよしとする日本では、寄付をしたことを表に出さない文化があり、寄付をしても先方から感謝状が郵送されてくるだけ、というのが通例であった。企業にとって、このような一方通行では、厳しい経済状況のなか社内での理解を得ることは難しく、株主への説明責任も果たせない。

企業を説得するには、お金を動かすことで、その企業に「何が起こるか」を喚起することが大切である。大げさにいえば、企業に新しい価値や文化を提案することだ。

たとえば、合併した会社が心をひとつにするため、女性社員がピンクリボンをつけて活動することで一体感を創出したり、急成長を遂げたが社会的評価はこれからという企業が、ピンクリボン活動を通じて、ファンの獲得に成功している。

こうした企業戦略だけでなく、社員にとって、自分の会社が社会に貢献する姿は、会社への帰属意識を高め、労働のモチベーション向上にもつながっていく。そういう会社に勤めていることは、家族の誇りにもなるだろう。実に多様な効果があることを、企画書などを通じて、具体的にアピールする必要がある。「何が起こるか」がわかならければ、お金が動くこともないだろう。

さまざまな効果を総合的に見て、「やってよかった」と思ってもらえることが、全員参加をめざすピンクリボン運動の趣旨なのである。

第三章
情報を動かす

心を動かすメッセージも、厳選された有益な情報も、どのような方法で伝えるかによって、まったく異なる結果を生む。すなわちメディアを選ぶこと、あるいはそのメディアに合った伝え方が必要となる。

インターネットの普及やデジタル技術の進化で、情報発信の方法も多様になり、新しい情報ネットワークが次々と生まれている。そこでは、誰かの個人的な体験やコメントが、写真付きで一瞬のうちに不特定多数の受け手のもとに届く。その一方で、従来のメディアの力や信頼性も、相対化されつつある。

本章では、新聞、書籍、セミナー、テレビ、インターネットなどを取り上げ、ピンクリボン運動がどのようにしてメディアを巻き込み、情報を発信してきたかを紹介したい。

新聞広告の活用

日本で最初のラン&ウオークの大会を行った際、参加者がまったく集まらず窮地に追い込まれた。そして、新聞広告を出すことを決断し、千人を超える参加者を集めることに成功した。

このことは、ピンクリボンという社会運動の趣旨だけでなく、樋口恵子さんなど、乳がんを経験した女性を中心にメッセージを募り、三月三〇日に昭和記念公園に集おうと呼びかけるスタイルが、新聞というメディアにぴったりとはまり、読者の歓心と信頼を勝ち取ったことを表している。

当時の新聞広告費は一千万円近くかかり、その費用は乳房健康研究会の発足に参加した朝日エルが負担した。その後わずか一〇年でピンクリボンが認知され、全国に同様のイベントがひろがる契機となった。

今はSNSで簡単にイベント情報が拡散できる時代になり、費用をかけずとも何千人規模の動員が可能となった。しかし、前章で述べたように、「翻訳」され伝播するメッセージは、誰が語ったかで受け止められ方が変わってくる。樋口さんらの呼びかけが、新聞というメディアの社会性と相まって、女性の心に響くメッセージを生み出したといえるだろう。

信頼される書籍

乳房健康研究会が発足して数か月後、結成を記念してセミナー「もっと乳がんを知ろう」を開催した。そして、二〇〇一年には、このセミナーの内容をベースにした書籍『20歳をすぎたらブレストケア』(日本医療企画)が刊行された(二〇〇四年に改訂版)。

研究会の代表である霞富士雄が中心になって編纂されたこの書籍は、乳がん早期発見に関連する医学的データや、アメリカにおけるピンクリボンの活動と歴史を網羅的に紹介しており、企業やメディアに支援を依頼する際、エビデンスとして威力を発揮した。

前述の新聞同様、書籍にたいする信頼は大きい。ある企業の担当者は、社内資料を作成する際に重宝したと語った。また、別の企業からは、商品パンフレットに掲載するデータとして引用したいと申し出があった。乳房健康研究会の書籍がデータの「出典」として役だったのだ。

また、翌年には、乳房健康研究会の設立メンバーであり、現理事長の福田護が中心となって『乳がん全書』（二〇〇二年、法研）を出版。こちらはベストセラーとなり、ピンクリボン運動に大きく貢献した。

以降、二〇一三年に上梓された『ピンクリボンと乳がんまなびＢＯＯＫ』（社会保険出版社）まで、数年に一冊のペースで新刊書を出している。「本離れ」がいわれて久しいが、デジタル媒体の発達で、むしろ書籍は希少性を増しているともいえる。出版は、今後もピンクリボン活動の柱の一角を占めていくだろう。

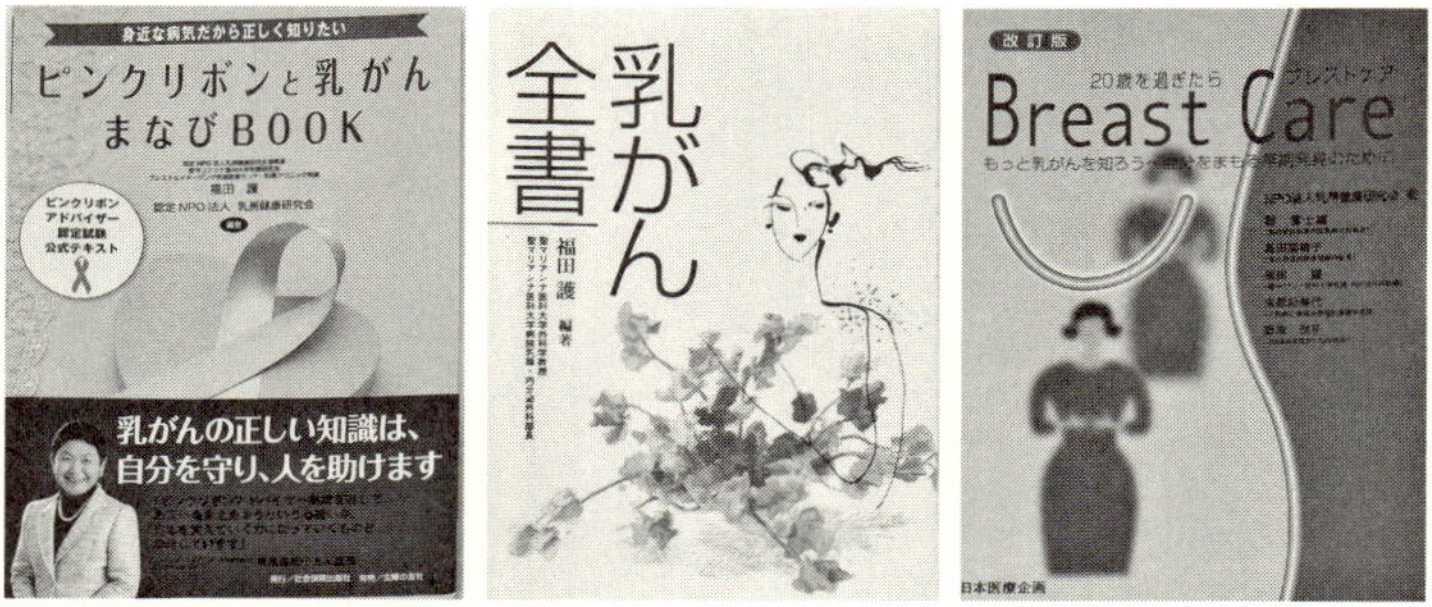

乳がん啓発運動にとってエポックメイキングとなった3冊

メディアセミナーとサプライズ企画

乳房健康研究会は、二年に一度乳がん検診に関する調査を行い、その結果をメディアセミナーのかたちで発表している。セミナー開催の目的は二つある。第一に、研究会およびピンクリボンの活動内容や趣旨を継続的に報告することであり、第二に、研究会が乳がんに関する情報センターとしての役割を果たしていることを示すためだ。

オリジナルのデータを保有することは、乳房健康研究会の活動方針の根幹となっている。検診受診率や罹患数、治癒した人数などの公的データが世の中に影響を与えることもあるが、公的データを読み取り、独自のデータと合わせることで、行政的な制度や対策、あるいは個人の行動を喚起することも、情報センターとしての重要な役割である。

また、「乳がん」に興味をもってもらうため、さまざまな工夫を凝らしている。セミナーのあとの懇親会で、ホテルセンチュリーハイアット（現ホテルハイアットリージェンシー）の山岡洋総料理長が乳がんに配慮した薬膳料理をふるまった。料理は参加者の大絶賛をあび、医療と食にたいする認識を改めたという医師や、この食事がきっかけで「乳がん」に興味をもったという記者もあった。

二〇一三年のメディアセミナーの目玉企画は、「ピンクリボンアドバイザー制度」発足の発表であった。制度の評価委員に、昭和女子大学理事長の坂東眞理子氏を招き、セミナー当日に坂東学長によるスピーチも行った。その抜群の知名度と、さまざまな要職を歴任してきた実績、そして明るく親しみのあるキャラクターが、ひろく女性全般を対象とした制度であることを印象づけてくれた。

また、アドバイザーの認定には、厳正な試験が実施されることを強調するため、実際に使用するマークシートと一〇の問題を用意し、模擬試験を行った。解答解説は、テキストの著者四

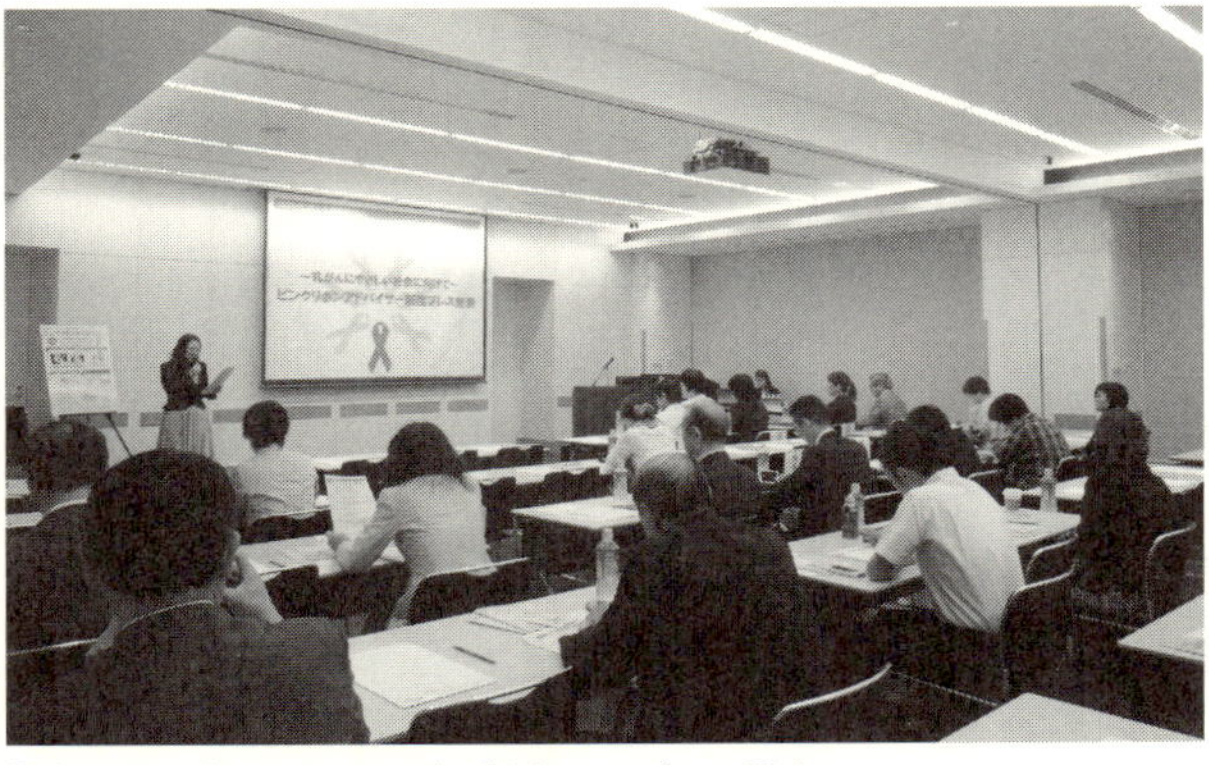

「ピンクリボンアドバイザー制度」のプレス発表

名が担当した。この様子はＮＨＫが当日放送し、共同通信が試験問題つきの記事を配信した。毎日放送も夕方のニュース番組で大きく取り上げている。二年目の二〇一四年は、ピンクリボン月間を前に、ピンクリボンアドバイザーへの取材申し込みが数多く寄せられている。

山岡総料理長や坂東学長のように、著名な講師を招くことは、たんなるサプライズ企画のためではない。そうした人物にピンクリボンを応援してもらうことで、また新たな分野へのひろがりができることを期待しているからだ。

彼・彼女たち自身が「メディア（仲介者）」なのである。

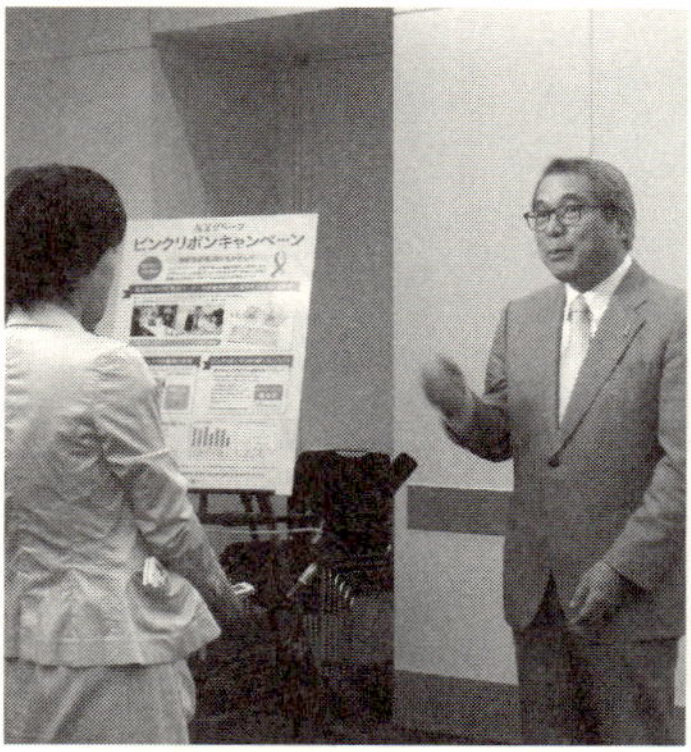

アドバイザー制度についてNHKの取材を受ける福田護理事長

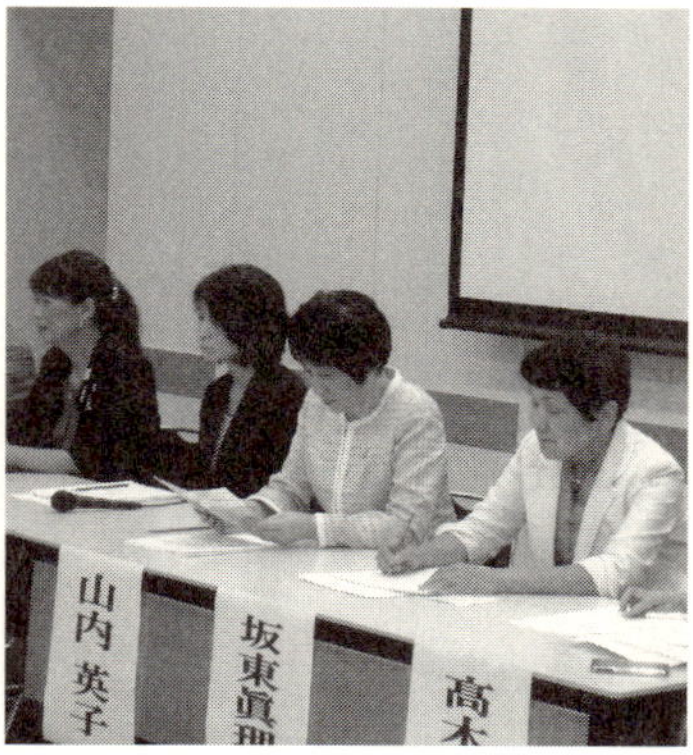

模擬試験の解答解説の様子

マスとパーソナルの使い分け

マスメディアの代表格であるテレビ、特に在京キー局の電波に乗るのは、とてもハードルが高い。ピンクリボンへの場合、報道系ではなく、バラエティなど娯楽志向の番組からの取材が多いため、こちらの意図する内容とかけ離れてしまうこともある。また、テレビは視聴者が受け身であり見栄えやわかりやすさ、ストーリー展開など、いわゆる「画《え》づくり」を優先して番組が制作されるということを念頭に置いておきたい。

しかし、テレビには圧倒的な影響力がある。どのような番組であっても、情報提供に応じられるよう、普段から準備を怠らないようにしなければならない。また、乳がん関連のニュースが報道された際は、いち早くその対応や、活動への連動性などを検討できる体制を整える必要がある。

一方、めざましい普及をみせるインターネットやＳＮＳはどうか。

乳房健康研究会ではイベントの告知には、相変わらず新聞広告を活用しているが、ラン＆ウオークの開催要項の請求数を例にとれば、フェイスブックを始めた二〇一二年からは、ネット経由と新聞とが拮抗するようになった。ホームページに設けた「乳がん検診ができる病院・クリニック」の検索サイトも予想以上のアクセス数である。

全国で展開するピンクリボンの活動では、SNSを使って数千人規模の動員を実現しているグループもある。社会運動とネットなどの「パーソナルメディア」との親和性は高く、コミュニケーションの手段として、ネットの積極的な活用が期待される。しかし、同時に、個人情報の保護や情報の精度への配慮も、今以上に必要になるだろう。

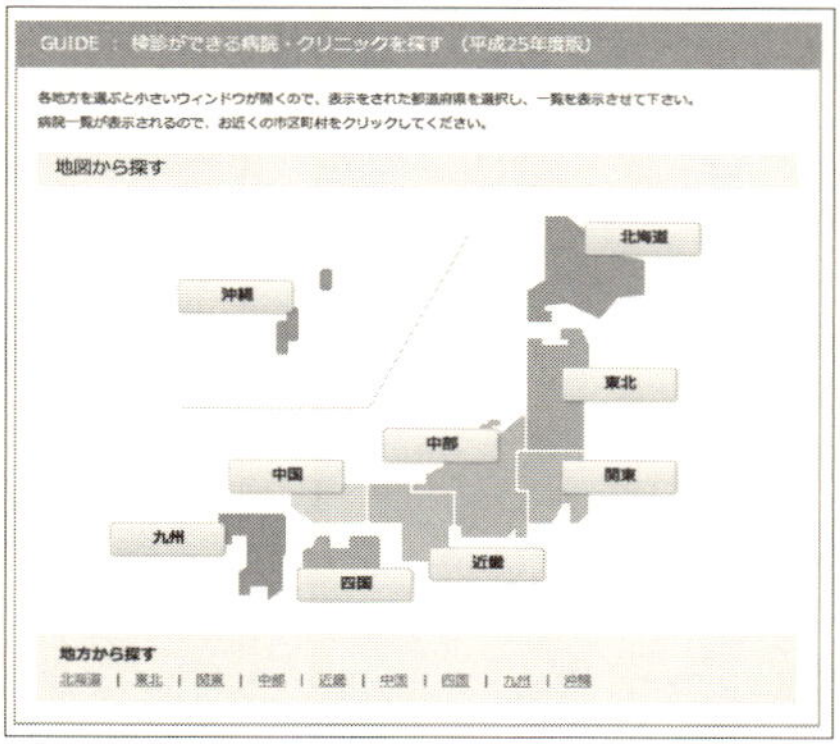

乳房健康研究会ホームページの「乳がん検診ができる病院・クリニック」検索サイト

オリジナル啓発ツール

既存のメディアを活用するほかに、自分たちでつくる啓発ツールも非常に重要である。冊子、チラシ、ＤＶＤ、ステッカー、バッジなど、用途に合わせて多種多様なツールを開発する必要がある。乳房健康研究会では、最近「ピンクリボン体操」を開発し、ホームページに動画を載せて、乳がんのセルフチェックを呼びかけている。

こうした独自のツール開発にあたっては、次の5つのポイントをおさえておくと、より効果が期待できるだろう。

- 使いやすさ
- 新しさ
- 正確さ
- わかりやすさ
- デザイン性

「使いやすさ」は、ツールを手にする人や自分たちの活動にとって重要なことであるが、それだけでなく、ツールをもとに、行政、企業、医療機関などが、独自ヴァージョンを展開できるような仕様であれば、よい循環が生まれ、情報のひろがりが期待できる。

「新しさ」は、機をてらった斬新さではなく、時代にマッチし、安心感を与える程度のトレンド感をいう。これを、私たちは「賞味期限ギリギリの新しさ」と表現している。

「正確さ」には、データや知識のアップデートがつねに求められる。また、データの出典や著者を選ぶことも、情報の信頼性を確保するには重要である。

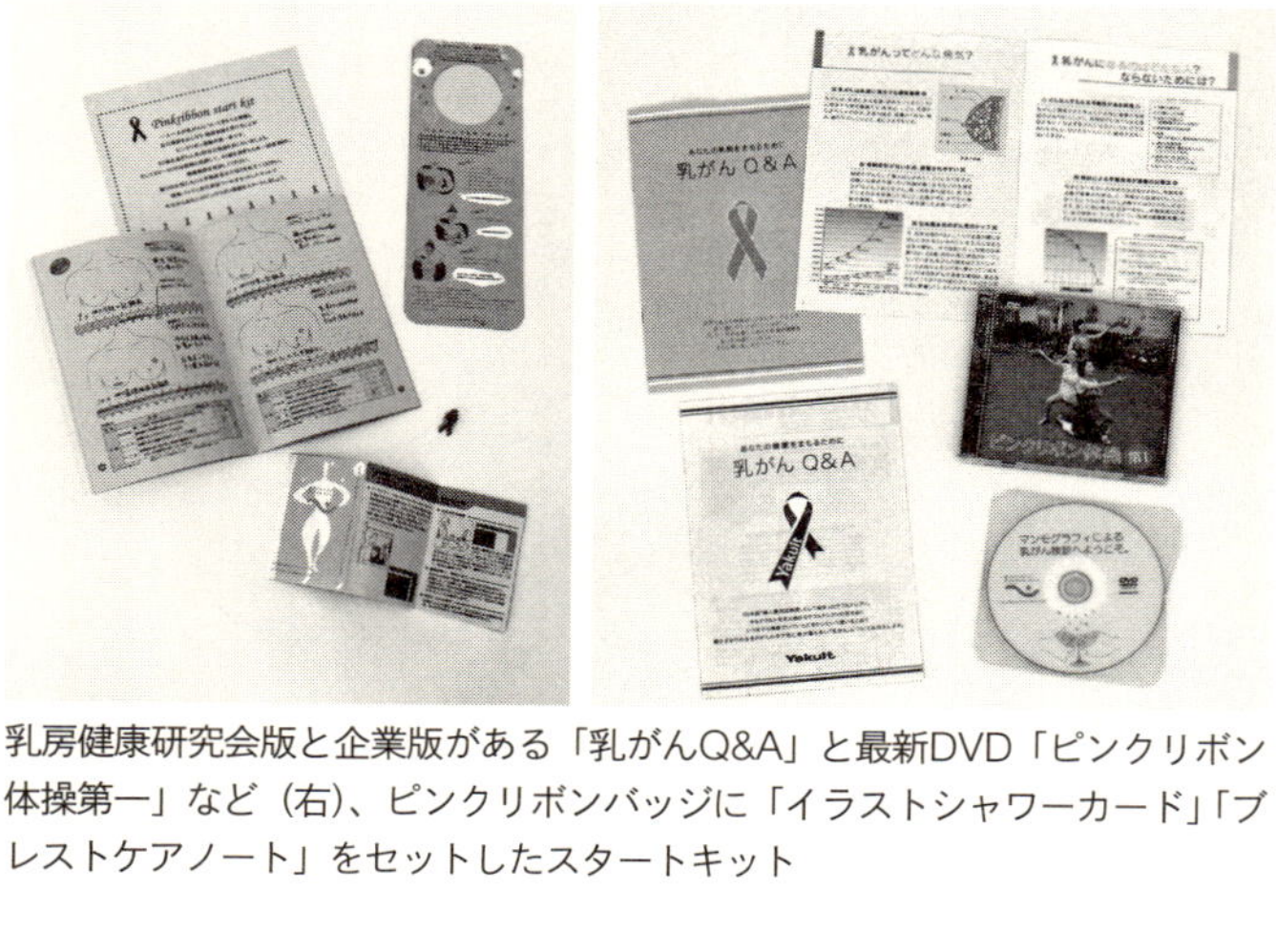

乳房健康研究会版と企業版がある「乳がんQ&A」と最新DVD「ピンクリボン体操第一」など（右）、ピンクリボンバッジに「イラストシャワーカード」「ブレストケアノート」をセットしたスタートキット

「わかりやすさ」は、簡潔で伝わりやすい言葉やデータの見せ方だけでなく、「デザイン性」によっても引き出すことができる。見やすい活字の種類やレイアウト、扱いやすい素材など、ユニバーサルデザインへの配慮も必要だろう。

ピンクリボンの場合、シンボルには著作権もなければ、特定の意匠もない。自由にアレンジして独自のシンボルをつくることができるので、さまざまな組織やグループによって創意工夫をこらした多様なオリジナルツールが生まれている。

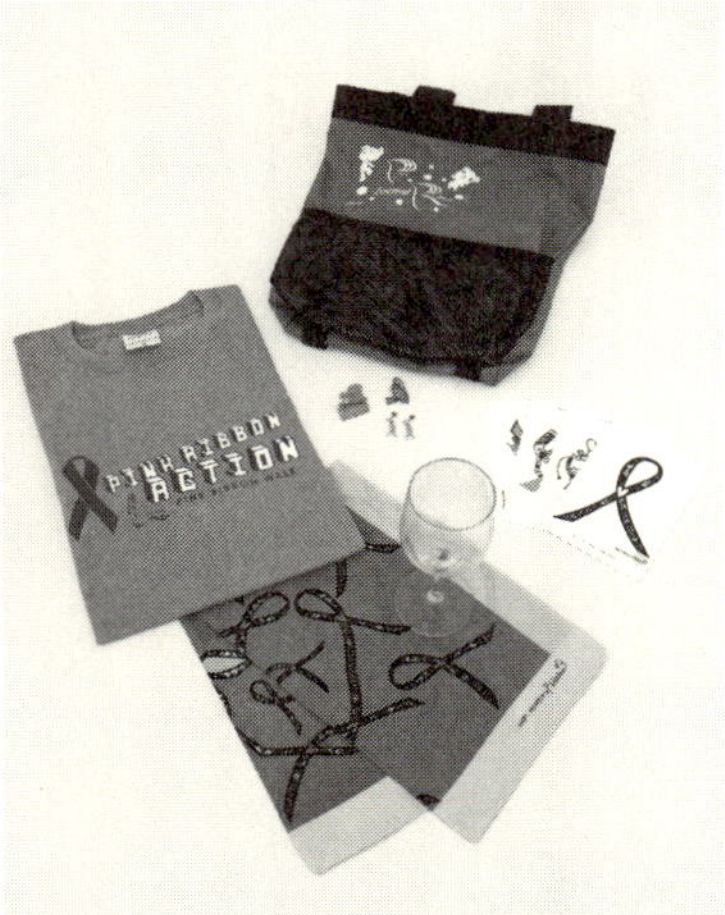

啓発促進のためのピンクリボングッズは、Tシャツ、グラス、バッグ、アクセサリー、スカーフなど、アイテムもデザインも多様

第四章
社会を動かす

心、お金、情報の動かし方について考えてきたが、次に「社会」というもっとも難しい対象を扱っていく。

「社会」を動かすには、国や行政を避けては通れない。堅物で難攻不落と思われがちな相手ではあるが、見方やアプローチを変えることで、頼りがいのある存在にもなる。とくに、少子高齢化の波を受けて地方が変化を余儀なくされている今、地域創造やまちづくりの政策に、健康や福祉、女性の活躍といった視点は欠かせない。

ここでは、いかにして国や行政を巻き込みながら、社会の仕組みを変えていくか、その方法について考えてみたい。

国や行政をどう巻き込むか

多くの社会運動グループが、いかにして助成金をもらうかに日々知恵を絞っている。しかし、国や行政を一方的に頼りにするのではなく、むしろ頼られる存在になることを考えてみよう。

乳房健康研究会では、二〇〇三年から乳がん検診に関する調査を実施してきた。女性の意識・行動調査に加え、全国の市区町村を対象にした調査も多い。興味深いことは、私たちのようなＮＰＯからの質問に、どの自治体もきちんと答えてくれたことである。

こうして得た調査データをもとに、受診率の推移を表すグラフをつくったり、傾向をまとめたりすることで、私たちは独自のデータベースを構築していくことができた。すると今度は、それが行政にとって必要な情報となり、協力関係を築くことにつながった。

行政は、乳がん検診に関するガイドラインを出したものの、それが市民に浸透し、自発的な受診行動に結びつけるには、「お上」からのトップダウンではなく、草の根レベルでの働きかけが有効であることをよく理解している。つまり、民間の力に期待しているということだ。

行政を巻き込むためには、世の中で何が求められているかをいち早く把握し、行政・企業・市民がほしいデータやノウハウを提供できるよう準備しておくことである。

いかにして既存の助成金をもらうかではなく、新たに助成金制度を設置してでも支援したくなるような、そういったアクションやアイディアが、社会運動においては重要である。

制度を動かす

ピンクリボン運動は、行政の乳がん検診施策と密接な関係をもちながら展開してきた。まず、厚生労働省（二〇〇一年以前は厚生省）による主な乳がん対策を見てみよう。

一九八七年　乳がん検診開始（三〇歳以上に視触診検診）
二〇〇〇年　マンモグラフィ検診開始（五〇歳以上）
二〇〇四年　マンモグラフィの対象者が四〇歳以上に

二〇〇五年　マンモグラフィ緊急整備事業に三九・三億円を投入
二〇〇七年　がん対策推進基本計画施行（五か年計画で受診率を五〇％とする）
二〇〇九年　乳がん検診無料クーポンを個人宛に送付
二〇〇九年　「がん検診推進企業アクション」（現「がん対策推進企業アクション」）開始

マンモグラフィ緊急整備と同時に、乳がん啓発を行うための資金も地方自治体に投入され、これをきっかけにピンクリボン運動はさらにひろがっていった。とくに、二〇〇七年に五年間で乳がん検診の受診率を五〇％にする「がん対策推進基本計画」が施行されたことから、民間レベルでの啓発運動はますます重要になっている。

乳房健康研究会の調査によると、ピンクリボン運動の認知率は、二〇〇五年に六六・二％だったが、二〇〇七年に七九％、二〇一三年には九四％に上昇している。これに比例するように、過去一年に乳がん検診を受けた人は、二〇〇四年の一九・八％から、二〇一三年には三四・二％（過去二年間では四三・四％）に増えている（国民生活基礎調査）。

前述のように、社会を動かすためには、制度をひろめ、また市民の声を制度改正のためにフィードバックしていくことが必要だ。

今後は目標の五〇%を達成するためにも、ピンクリボンはその互換装置の役目を担っていくことになるだろう。

医療現場を動かす

啓発運動は、医療現場へも大きな変化を促した。たとえば、乳腺外科の認知や専門医の地位向上に寄与した。それまで乳腺外科は病院のなかで重要な役割を果たしながら、認知度が低かったため、患者は乳がんでどの科を受診すればよいかもわからなかった。啓発運動を通じて、乳腺外科の知名度が上がり、大学病院では乳腺外科の教授も増えた。さらには、乳腺外科をめざす医学生も増えてきた。

また、マンモグラフィ検診のための設備も急速に整いつつある。それに伴い、女性の診療放射線技師のニーズが飛躍的に高まり、女性の雇用を生み出している。岩手県対がん協会のように、女性の職員に検診車の運転ができるよう、大型免許の取得を促す例もある。

もうひとつの大きな変化は、ブレストセンターの設置や、チーム医療が進展したことである。乳腺外科や放射線科、腫瘍内科、精神科、病理などの医師のほか、診療放射線技師、看護師、薬剤師、栄養士など、多様な医療関係者による連携が容易になったことは、患者にとって大きなメリットとなっている。

ピンクリボン運動と乳がん検診受診率

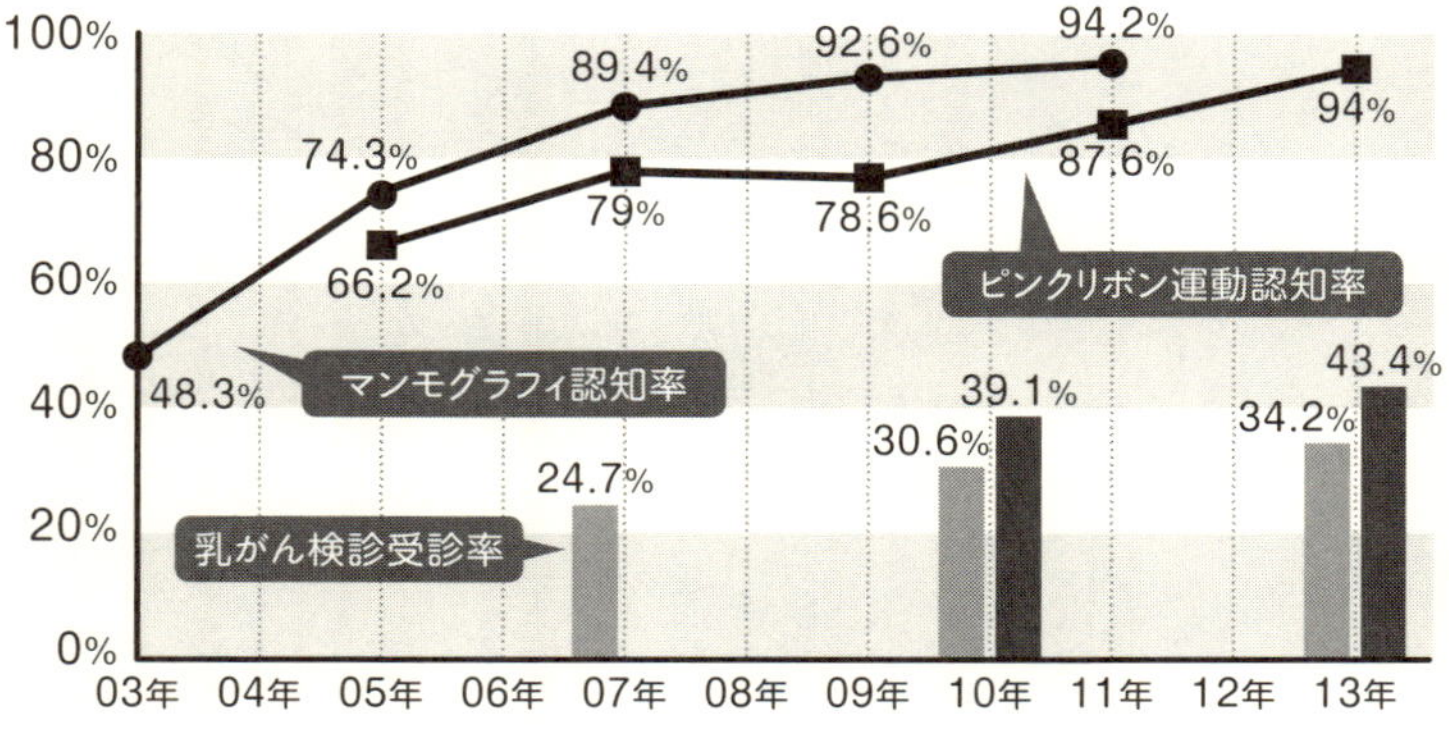

[註] 2007年は1年間の受診率。2010年、2013年は2年間の受診率を併記

[出典] ピンクリボン運動認知率、マンモグラフィ認知率：乳房健康研究会調査
乳がん検診受診率：国民生活基礎調査（厚生労働省）

第五章
組織を動かす

人の心を動かし、お金を集め、情報を伝え、制度を変える秘訣がなんとなく見えてきた。最後は、肝心な活動を担う組織自体の在り方について考えてみたい。

啓発運動や社会貢献活動で最も重要なことは、いかにして活動を持続可能なものにしていくかである。一時的な盛り上がりや熱意で活動が始まっても、それを継続していくことのほうが、はるかに難しい。そのために重要なポイントは、たくさんの人に活動を担ってもらうことである。

最終章では、活動を持続可能にしていくための仕掛けと思想、さらには、ピンクリボン運動のこれからについても考えてみたい。

綿密な調査と未来予測

二〇一三年に乳房健康研究会が新設した「ピンクリボンアドバイザー制度」は、「乳がんや乳がん検診の重要性について理解し、女性たちの背中を押す人をつくりたい」という思いから生まれた。

毎年、初級と中級の認定試験を実施し、現在、三千人が「ピンクリボンアドバイザー」の認定を受け、活躍している。二〇一五年には、さらに千人が増える見込みだ。

この制度の成功が物語っているのは、何かを仕掛けるには、社会的な転換期をどう捉えるかということである。

ピンクリボンアドバイザー制度はなぜ成功したか――。それは、社会参画をしたいという女性の気持ちを把握し、それに叶った仕組みを提案したからである。それは私たちが、経年的に調査を実施し、その調査データを読み取り、未来を予測してきた結果でもある。

二〇年にわたり行ってきた「仕事の価値観調査」の結果から、今の女性たちは、たんに自分の成長や能力発揮を求めるのではなく、社会への貢献をめざしていることが見えてきた。また、「素敵な女性像調査」の結果からは、異性を含む「友達や仲間から頼られる人」という新たな「女性像」も浮かび上がってきた。一方、乳房健康研究会が近年行った受信者の意識・行動に関する調査から、家族や友人、知人のすすめで検診を受ける人が増えていることもわかった。

これらのデータを総合すると、乳がん検診をすすめる人の存在が検診受診率向上の鍵であり、そのために乳がんに関わるさまざまな問題を理解し、献身的に行動してくれる人が必要であるという結論が導き出された。そして、生まれたのが、「ピンクリボンアドバイザー制度」なのである。

しかし、ピンクリボンアドバイザー制度という仕組み自体に注目するのではなく、運動の持続性につなげていくには、なぜこれほど多くの人々に支持されたのかに着目する必要がある。なぜなら、社会活動を志す人のなかには、自分の主張がまずありきで、周囲との関係や、時代の変化に目が届かないところがあり、そのために活動が長続きしないことが少なくないからだ。組織の持続性には、綿密な調査と未来の予測が欠かせないことを、忘れないようにしたい。

女性の価値観の変化

資料提供：株式会社朝日エル

「仕事の価値観」20項目の因子分析結果（川上、岡山スケール）

1993年

因子1	自分の成長が実感できる（成長因子）
因子2	能力が発揮でき、自分の考えが生かせる（能力発揮因子）
因子3	チームで楽しく仕事ができる（楽しい仕事因子）
因子4	地位が上がる、賃金が高い（昇位昇格因子）

2008年

因子1	社会で認められ、社会に貢献できる（社会での存在感因子）
因子2	能力が発揮でき、自分の考えが生かせる（能力発揮因子）
因子3	仕事を通してスキルや新しいことが学べる（能力獲得因子）
因子4	チームで楽しく仕事ができる（楽しい仕事因子）

「素敵な女性像」35項目の因子分析結果（児玉、岡山スケール）

1991年

因子1	家族や友人に愛され、家庭内のスキルに優れた女性
因子2	賢くて気丈、知性にあふれ、背筋の伸びた女性
因子3	容姿にすぐれ、マドンナのような女性
因子4	生活臭のない、華のある女性
因子5	夫、恋人の存在が強みになっている女性

2008年

因子1	パートナーや異性の協力があり、頼られる女性
因子2	スタイルがよく、ファッションセンスがあり、キレイを心がけた女性
因子3	明朗で、友達や仲間が多く、人に頼られる女性
因子4	料理上手で、奉仕ができ、家庭人として有能な女性
因子5	無理をしない自然体で生きている女性
因子6	本や美術、音楽などに造詣が深い女性

安定した組織づくり

乳房健康研究会は、二〇〇三年にＮＰＯ法人となり、二〇一一年には認定ＮＰＯ法人の資格をとった。この制度は、ＮＰＯ法人のうち、一定の基準を満たすものとして所轄庁の認定を受ける。認定ＮＰＯ法人になると、税制上の優遇措置を受けることができる。

ピンクリボンをはじめ、社会活動を行う組織は、この優遇措置によって寄付金が控除になることは活動の大きなメリットになる。

また、認定ＮＰＯ法人になることは、前述のように「一定の基準を満たす」という条件があり、これを所轄庁（乳房健康研究会の場合は、国税庁）が満たしていると「お墨付き」を出すことだ。これは、前述のように慎重な姿勢の企業を説得するうえで、じゅうぶんな効果を発揮する。

一方、認定条件を満たすためには、組織としての実績や経理的な透明性などが備わっている必要があるが、こうした運営の基本が整っているほど、組織の持続性は担保される。すなわち誰が実務にあたっても、その基本に忠実にこなせばよいからだ。

オリジナリティのある仕組み、工夫のあるイベントや企画の重要性を論じてきたが、社会運動では、そうした「見える」部分にエネルギーが集中する。しかし、「心」「お金」「情報」「制度」を動かすためには、安定した組織づくりという「見えにくい」部分へのエネルギーが、より必要となってくるだろう。

メンバーのサステイナビリティ

組織だけでなく、組織を構成するメンバーの持続性にも目配りが必要だ。社会運動に携わる人は、活動への情熱が強いぶん、入れ込みすぎて「バーンアウト」も起こりやすい。そこで、持続する組織に見られる特徴をあげてみよう。

- スムーズな世代交代
- カリスマの不在
- 志の高さの持続

乳房健康研究会が持続した理由には、メンバーの世代交代をはかったことと、カリスマ的な人物の不在があげられる。

この一〇年で全国にひろがったピンクリボンの活動を見てみると、「地域のピンクリボンスター」と呼べるような人が現れ、運動を牽引してきた例が少なくない。しかし、その「スター」がいなくなり、あるいはカリスマ性が失われると、活動が自然消滅するというケースも見受けられた。

活動の趣旨を前面に出して、それを多様な人々が担い、組織の運営の基礎をシンプルかつ透明にしていくことの重要性は、こういった失敗例からも学べる。

社会からの信頼

また、NPOの場合、多様な関わり方をする人たちを束ねていかなければならない。たとえば乳房健康研究会では、医療現場で日々激務をこなす人々が、寸暇を割き知識や能力を余すところなく提供しくれている。社会貢献に携わる多くの人々も同様の状況であろう。

こうしたなかで、メンバーのモチベーションを持続させるためには、社会に必要なことを常に考え、新しい試みに取り組んでいくことが必要だ。乳房健康研究会では、前述のように書籍を定期的に編纂し、刊行していくのも、そのひとつと考え取り組んでいる。「乳がんに関する情報センター」として、調査やデータ蓄積・更新をはかることも同様だ。

そして、こうした活動に関わる人の日々の努力を、イベントやホームページで公表し、組織の存在や活動を世の中に知ってもらうことが、活動する人々の志の高さやモチベーションの維持していく秘訣である。

外から見て、きちんとぶれずに活動していると評価されること。つまり、社会に信頼される組織になることが、翻って、メンバーのサステイナビリティを高めることになる。

サーバント・リーダーシップ

よい人材が揃っても、それに相応しいリーダーシップが存在しなければ、個々の志が強い分、いずれ烏合の衆になってしまう。

従来のリーダーシップは、権力や能力の高い人が「トップダウン」で人々を牽引する支配型のイメージであったが、社会活動では、全員が当事者意識をもって取り組めるよう、仕事や活動をしやすい環境を整え、「私たちはこうしたい」という自主的な改善を後押しするというリーダー像が有効となる。

ここで参考になるのが、ロバート・K・グリーンリーフ（一九〇四〜九〇年）が一九七〇年代に提唱した「サーバント・リーダーシップ」の概念である。

AT&Tのマネジメント研究センター長をつとめたグリーンリーフは、著書のなかで「リーダーである人は、まず相手に奉仕し、その後、相手を導くものである」と述べている。彼の哲学は、世界の多くの企業や組織に浸透している。

リーダーはサーバント（奉仕者）という考え方は、啓発運動でも大事な視点となる。啓発の核となるヴィジョンをどのように実現していくかにおいて、運動を率いる人たちのリーダーシップが反映されるからだ。啓発運動も、持続可能な社会づくりと同様、対象者となる人々の気持ちを上手にすくいあげていくことが、成功の鍵を握る。

ピンクリボン運動では、乳がんの検診受診率を上げることを声高に訴えても、当事者の女性たちの共感を得ることができなければ検診受診率はアップしない。彼女たちが自分の健康や身体に真剣に向き合えるよう献身的になることが、啓発運動に必要とされるリーダーシップだといえる。

視点を変えれば、サーバント・リーダーシップは、女性にとって受け入れやすいリーダー像ともいえるだろう。女性の多くは、トップダウン式の男社会で生きてきたわけではないので、組織や序列にたいする忠誠心が希薄である。サーバント・リーダーシップのもとで、支え、支えられる関係をつくることは、女性に合った方法論であり、女性のための社会変革には有効である。

もちろん、ピンクリボンにとっても。

いため契約などの法律行為ができない。構成員の個人が社団のために構成員の名前で法律行為をなすなど粗雑な策もあるが、その構成員が社団の利益を掠め取るとか、逆に社団が負うべき義務を肩代わりさせられるなどの不都合が起こり得る。これに対し、社団自体が法律行為の主体になれるように「法が人格を与えたもの」が社団法人である。通常NPOと呼ばれているのは、正しくは特定非営利活動法人のことで、社団法人の一つである。

一方、たんなる人の集まりでも、法人格を得れば活動しやすくなる（団体の名前で法律行為が可能となる）ことから、NPOが乱立し、なかには公益性が曖昧な事業活動をする傍ら融資を踏み倒したり、悪徳商行為、会員やNPO関係者への利益還元などに専念するケースもあり、社会問題になっている。

NPOの管理・監督

日本では、長らく公益を「不特定かつ多数の他人の利益の為に」と定義し、社団法人としては公益社団法人のみを認めてきた。公益社団法人の事業目的は、この定義のもと自ずから公共事業に近いものとなり、その設立、運営の全域で公官庁が厳しく管理・監督を施してきた。その後、時の経過により、公益の定義に「特定の少数の他人の利益の為に」が追加され、NPOが誕生することとなった。この追加分野では、遵守事項を細密に定めたNPO法をはじめとする関係諸法をNPOが自主的に遵守することで、公官庁の管理・監督に代えた。なお、「認定NPO」は税優遇など行政との直接的関わりが発生する分、ルール違反が資格喪失や罰則などの致命的な結果につながりやすい。公官庁による外部管理の状態からNPO自らの自主管理へ移行したことは、NPOの業務執行に新たな緊張を与えたといえる。

ルールに適合したNPO

戸倉輝彦　認定NPO法人乳房健康研究会監事／
元サウディ石油化学株式会社常勤監査役

NPOを規制するルールには、「特定非営利活動促進法（＝NPO法）」、定款などのNPOを専門にしたもののほか、行政法、商法、民法、条約などの一般法、さらには世の常識までが含まれる。しかし、ルールをすべて事前に理解し、把握することは困難である。ここでは、ルール違反を起こしやすいものと、そのヒントを紹介しよう。

理事の責任

NPO法が、「理事は『業務執行』を為す」と規定しているのは、NPOの全業務について、理事が独り任責する（「職員がやったので」など、責任を逃れることができない）ことを意味する。また、担当業務をもたない理事は存在しないので、どの理事も何がしかの業務に任責している。業務には、公益事業の企画、実行、法令違反や不具合発生の未然防止などの本来業務から、日用品購入、些細な外部宛言動など軽微な事柄まで含まれる。執行の質としては、意思決定の内容に違法性がなく、過程が合理的であり、事実認識に不注意な誤りがない、効率的であることなどが求められる。さらに違法性がなくても品位が低い執行がNPOの評判を落とせば、理事の責任が発生する。一方、監事は、理事が業務執行を全うできるよう、不具合発生未然防止の指導、既発生不具合の発見・是正に任責する。

法人格

社団（一定の目的で集まった人の集団）は、それだけでは人格がな

被災地支援で学んだこと

二〇一一年に起こった東日本大震災は、乳房健康研究会の活動にとっても、重要な転機となった。なかでも、被災地支援活動をめぐる議論は、組織の方針を見つめ直すうえで、重要であったと思う。

その議論とは、生命や生活の危機に瀕した被災地で、乳がん検診の啓発運動を行うことをめぐる是非である。今まさに生きるための闘いを強いられている人々に、乳がん検診の重要性を説くことは、果たして正しいことなのだろうか。自分たちの活動の押しつけではないか。自分たちの組織力で、もっと別の支援をするべきでは

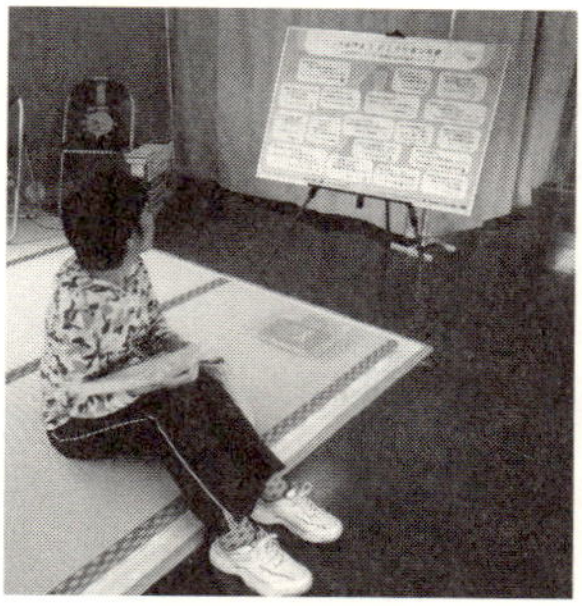

配布された啓発ツールを手にパネルを読む住民

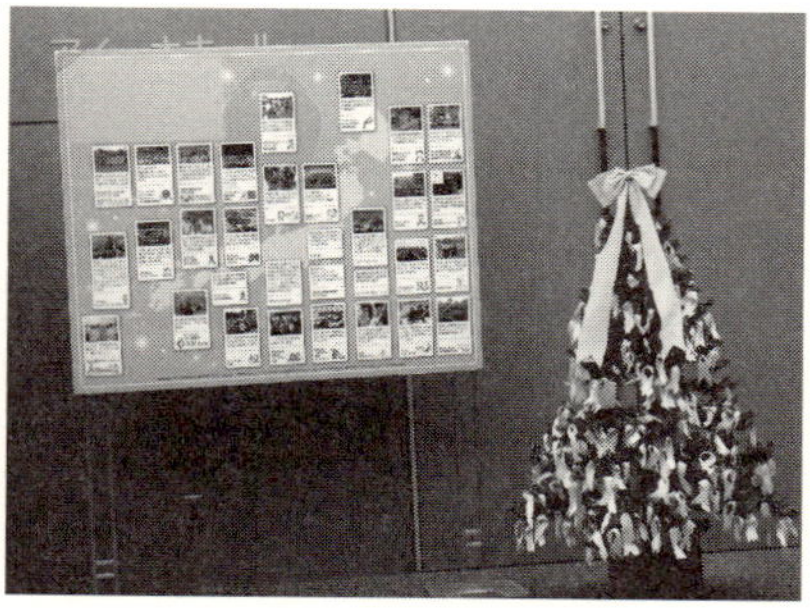

全国のピンクリボン活動団体から寄せられたメッセージとピンクリボンツリー

ないか。

意見は割れ、なかなか結論を出すことが難しかったが、長い議論の果てに、やはり非常時であっても、被災地で啓発活動を行おうということになった。

果たして、被災地でかけられたのは「私たちのことを気にかけてくれてありがとう」という感謝の言葉であった。乳がんのことを考えることで、この先に通常の生活が続くことに気づかせてくれたからだという。

しかし、感謝すべきは私たちのほうだ。組織の普遍的なあり方を再認識し、ぶれないことの大切さを、被災地の人々から教えられたからである。

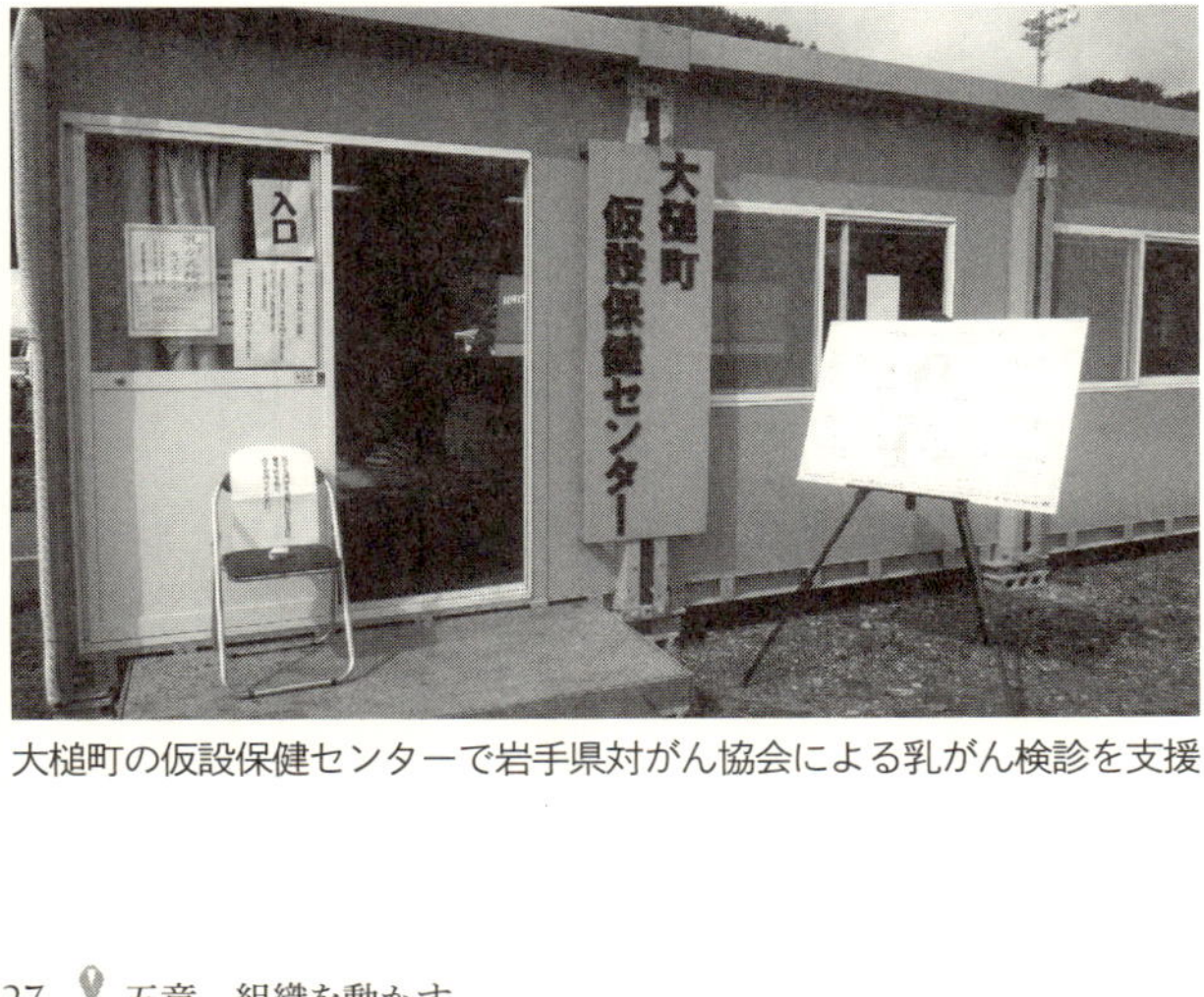

大槌町の仮設保健センターで岩手県対がん協会による乳がん検診を支援

次の世代へ

これからのピンクリボン運動は、次の世代に受け継ぐことを考えながら進めていかなければならない。今の私たちの世代が満足すればそれでよいわけではなく、私たちの行っている活動が次の世代のプラスになることが大切である。

ただ、次の世代のために、私たちの世代が我慢することも得策ではない。自分たちが犠牲になるのではなく、私たちの世代から次世代へと、幸福のバトンタッチをしていくことをめざしたい。

また、社会運動では、自分が手がけた仕事は自分が完成させなければならないと考える人が少なくない。真摯な態度からくるのではあるが、「自分の仕事」と抱え込んでしまうことは、活動の幅を狭めることにつながる。

冷静に考えてみると、自分でなければできない仕事というものは案外少ないものだ。また、人の記憶は曖昧で、この仕事はいつ誰が担当し、どのように進めたのか、長期にわたり正確に覚えておくことは不可能だ。だから、「自分が蒔いた種は、自分で刈り取る」というこだわりを捨て、もっと柔軟な考え方をしてみよう。

たとえば、何らかの理由で活動を休止するときも、「私が休んでいる間に、蒔いた種を育てておいてね」と、他の人に託してみる。託された人は「復帰したら、もっと大きく成長させてね」と引き受けてくれるだろう。

あるいは、引き継いだ人の手で花が咲くかもしれない。そのときは「いい花を咲かせてくれた」と素直に喜べばいいし、そのことによってチームワークの醍醐味を味わうこともできる。そして、今度は、別の花を咲かせることにチャレンジしよう。社会活動で大切なことは、自分に合った方法で、よい種を蒔き、育てていくことではないだろうか。

ピンクリボン運動は、さまざまな人が担い、多種多様な組織や活動と結びつくことで啓発運動を拡大してきた。これからは、次世代にバトンタッチしていくことで、さらに大輪の花を咲かせてくれることを期待したい。

あとがきにかえて

ピンクリボン活動を始めて一五年が経った。チャレンジの一五年間でもあり、心を砕いた一五年間でもあった。社会を変えようという大それた考えで臨んだわけではないが、はからずも女性の健康意識を変え、医療制度を変え、社会活動を変えることにつながった。

本書の筆者である高木と岡山は、一九八六年に四人の女性が「社会に役立つことのみを仕事にしよう」と株式会社朝日エルを立ち上げたときのメンバーである。設立当初は、商品開発などマーケティングが主な仕事であったが、会社案内には「設立の趣旨」として次のように記していた。

● 自分たちが良いと思ったこと（社会に必要だと思うこと）を仕事にする
● 消費者を深く探ることを基本にする

●一人一人が専門知識・技術をもって仕事にあたる
●ものの見方、方法論など、常にもうひとつの方法がないかを考えるチェック機能と、開発を心掛ける
●コミュニケーション・パイオニアとしての役割を大切にする

創業から一〇年経った頃から、健康・医療・福祉、教育などをテーマとする仕事が多くなってきた。ピンクリボン活動に着手することになったのも、この時期である。まさに、私たちの「設立の趣旨」が実践につながったのである。

本書の執筆を思い立ったのは、社会貢献活動に携わる人たちから、なぜ認知率九五％が達成できたのか、その秘訣を尋ねられることが多くなった。この活動の表舞台も裏舞台も知る私たちが、活動を通じて知り得たノウハウをみなさんにお伝えし、役立ててもらおうと考えたからである。

そういう経緯から、この本は社会啓発の実践書として書かれている。

ＮＰＯ法人の運営者、地域住民の啓発活動を担う自治体職員、企業の広報やＣＳＲ担当者、新製品などのマーケティングに携わる人など、社会に働きかけたいすべての人にとって、その一助となれば幸いである。もちろん、ご自身と周囲の健康を願っている人々にも読んでいただきたい。

本書の刊行は、私たちにとってこれまでの活動を見直すよい機会となった。本書の発行元である株式会社ブックエンドの藤元由記子さん、資料担当として細やかなサポートをしてくれた奥山澄枝さん、そして、これまでピンクリボン活動をご支援いただいた多くの方々に、心よりお礼申し上げたい。

最後に、朝日エルの四人の創立メンバーの一人が、乳がんのために三五歳でこの世を去った。創業期の苦労をともにした友にこの本をささげる。

二〇一五年一月　岡山慶子

資料編

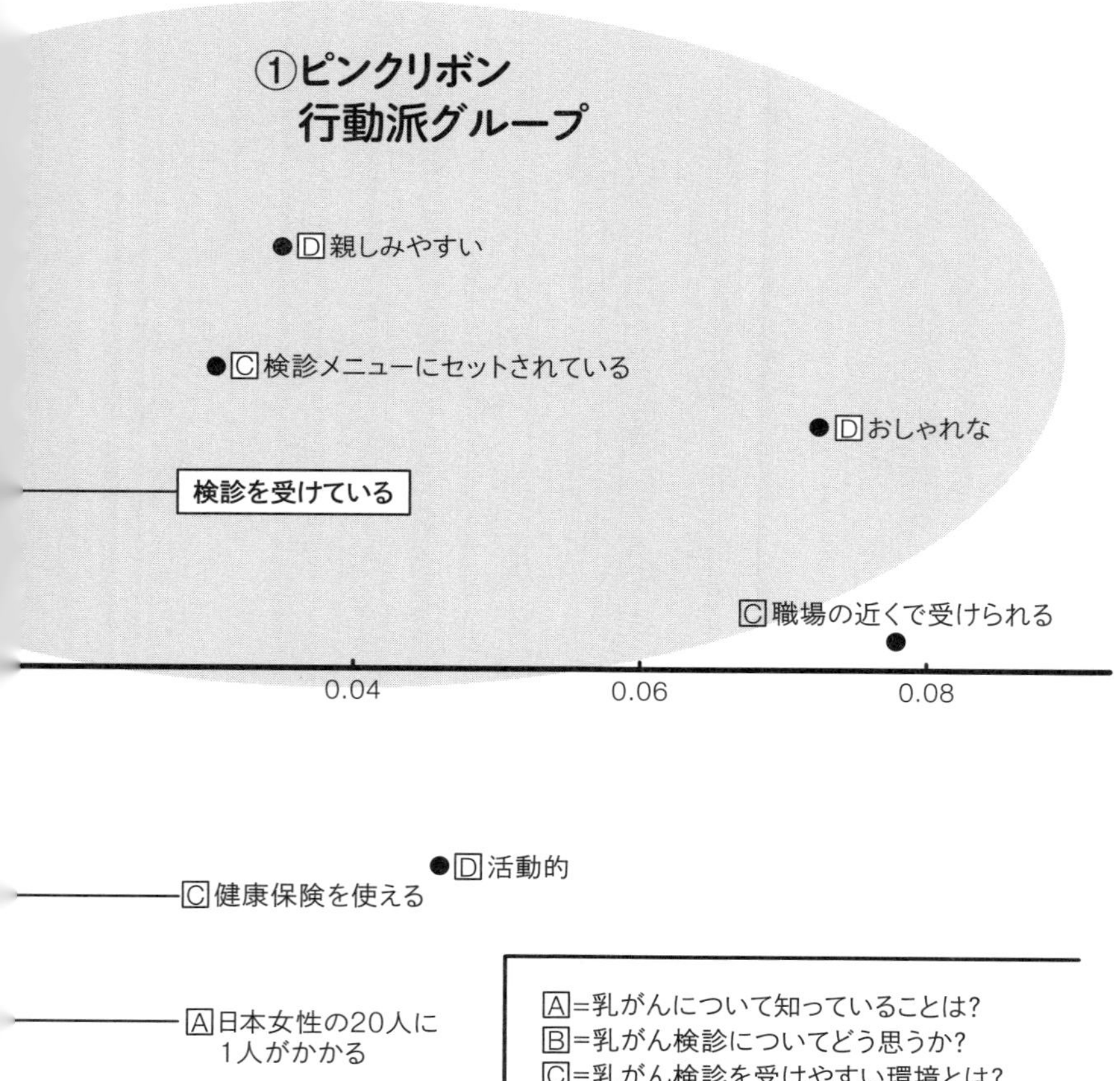

A=乳がんについて知っていることは?
B=乳がん検診についてどう思うか?
C=乳がん検診を受けやすい環境とは?
D=ピンクリボンのイメージ

アンケートの回答とマンモグラフィ検診受診状況との相関関係から3つのグループに分類し、それぞれ受診促進に効果的なポイントを探る

出典:『ピンクリボン「乳がん検診受診率向上の鍵は?」報告書』(2009年、NPO法人 乳房健康研究会)より

資料1

乳がん検診に関する意識・行動のパターン分類
（コレスポンデンス分析による）

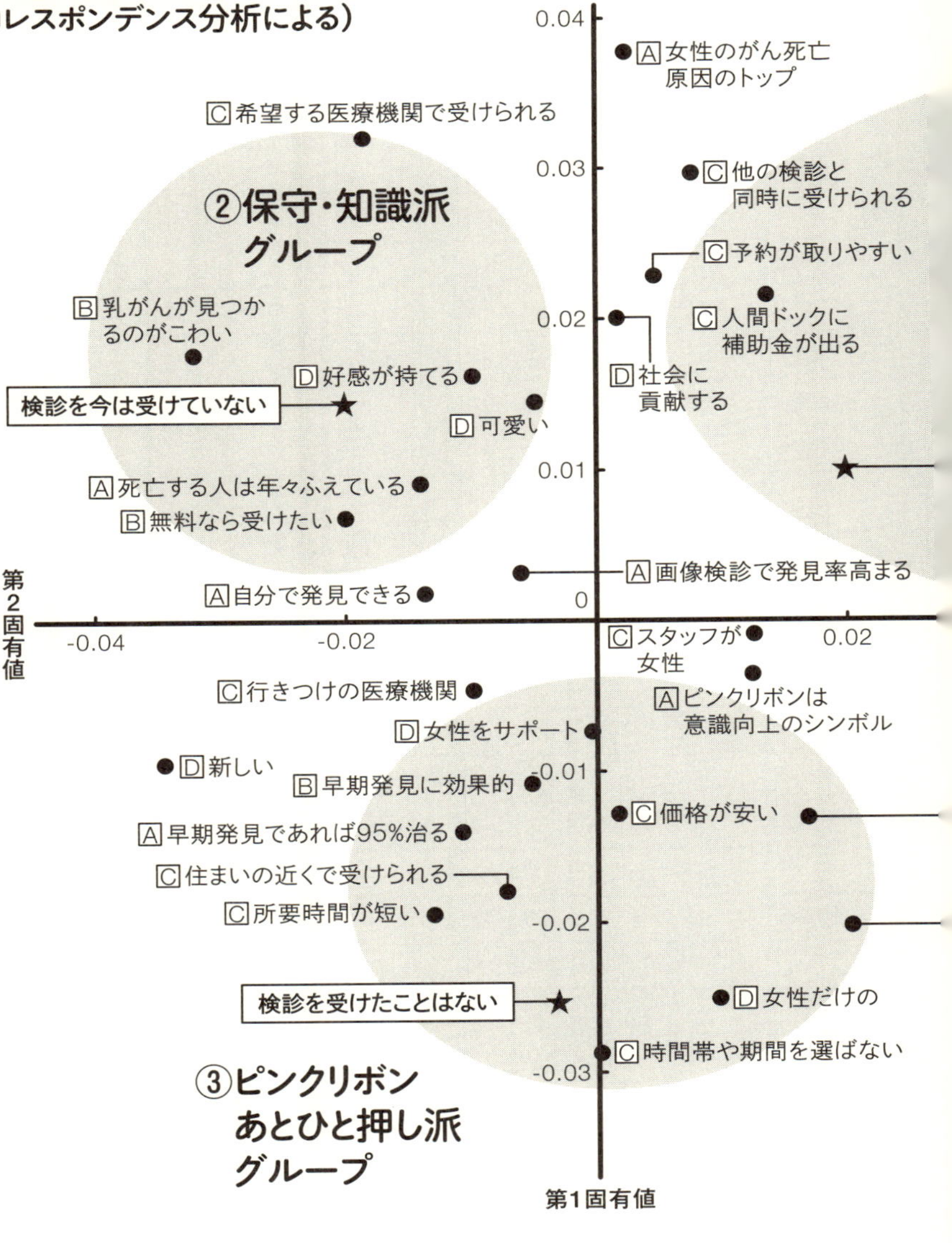

所在地	名称	代表者
静岡県	沼津市立病院内患者会オリーブの会	中山陽子
愛知県	NPO法人ウーマンリビングサポート 名古屋ピンクリボンフェスタ実行委員会	伊藤加奈子
三重県	NPO法人三重乳がん検診ネットワーク	竹田寛
京都府	NPO法人Re-vid(リ・ヴィッド)	堀泰祐
	ピンクリボン京都実行委員会	田口哲也
大阪府	認定NPO法人J.POSH	田中完児
	NPO法人ピンクリボン大阪	冨尾貴美代
奈良県	NPO法人奈良ピンクリボンアピール	佐分利みどり
和歌山県	ピンクリボン運動 in 和歌山	中本典子
広島県	NPO法人ひろしま女性NPOセンター未来	井上佐智子
	NPO法人乳がん患者友の会きらら	中川けい
	ブレストケア・ピンクリボンキャンペーン in 広島実行委員会	井上佐智子
	乳腺疾患患者の会 のぞみの会	浜中和子
香川県	ピンクリボンかがわ県協議会	森下立昭
愛媛県	ピンクリボンえひめ協議会	久野梧郎
福岡県	認定NPO法人ハッピーマンマ	大野真司
長崎県	NPO法人ピンクリボンながさき	内海文子
鹿児島県	NPO法人あなただけの乳がんではなく	江口惠子
	NPO法人ピンクリボンかごしま	帖佐理子
沖縄県	ピンクリボン沖縄実行委員会	玉城信光
	NPO乳がん患者の会 ぴんく・ぱんさぁ	与儀淑恵

註：本欄は「乳房健康研究会の10周年事業（2010年）」の参加者リストより「PINK RIBBON GLOBAL CONFERECNCE」の参加団体と『ピンクリボン活動団体・法人団体名鑑』への寄稿団体を掲載。このほかにも多数の団体・グループ・個人が活動する。

資料2

全国のピンクリボン活動団体一覧

所在地	名称	代表者
北海道	ピンクリボン in SAPPORO実行委員会	大村東生
青森県	ほほえみネットワーク	小嶋朋子
	NPO法人あおもり男女共同参画をすすめる会	千田晶子
岩手県	いわてピンクリボンの会	仁昌寺幸子
秋田県	秋田県ピンクリボン実行委員会	伊藤亜樹
山形県	やまがたピンクリボン運動実行委員会	菊池惇
福島県	「ピンクリボン in 郡山」実行委員会	野水整
	しらかわピンクリボンの会	星野雅子
茨城県	NPO法人つくばピンクリボンの会	植野映
埼玉県	NPO法人診・薬医療ネットワーク	大山邦之
千葉県	ねむの会	金井弘子
東京都	公益財団法人東京基督教女子青年会	川戸れい子
	公益財団法人日本対がん協会	垣添忠生
	Breast Cancer Network Japan あけぼの会	ワット隆子
	NPO法人キャンサーリボンズ	中村清吾
	Ruban Rose	飯田智子
	NPO法人女性医療ネットワーク マンマチアー委員会	山崎多賀子ほか
	すぎなみ大人塾 ピンクリボン活動部	朝枝晴美
	NPO法人 HOPEプロジェクト	櫻井なおみ
	女子大生リボンムーブメント	與田雅晴ほか
神奈川県	NPO法人スマイルボディネットワーク	岡橋優子
	ピンクリボンかながわ	土井卓子
	ピンクリボンの会「ソフィア」	山下あけみ
	マリア・ビバーチェ	古山惠子

年代	世界の動き	日本の動き
1985年	アメリカで女性の健康に関するデータ不足が認識される（政府主導の女性の健康問題の見直し、診断基準作成など）	
1986年	アメリカ国立衛生研究所（National Institutes of Health, NIH）が「女性、少数民族、人種を調査研究対象に含む必要性」を通達	産婦人科更年期研究会発足（1992年日本更年期医学会、2011年日本女性医学学会に名称変更）
1987年		低用量ピル臨床試験
1989年		日本人の出生率が1.57人に低下
1990年代	エビデンスに基づく医療（evidence-based medicine , EBM）の認知	
1990年		低用量ピル認可申請
1991年		育児休業法公布
1993年	FDAが1977年の通達を廃止し、臨床治験の半数に女性を加えるよう方針転換	
1994年	国際人口開発会議（カイロ会議）にてリプロダクティブ・ヘルス／ライツ（性と生殖に関する健康／権利）採択	
1995年	第4回世界女性会議（北京会議）で「生涯を通じた女性の健康の推進」を採択	

資料3

女性の健康に関する歴史年表（1920年代〜2000年）

資料提供：「性と健康を考える女性専門家の会」

年代	世界の動き	日本の動き
1920年代	マーガレット・サンガーによる「女性の身体に関する自己決定」を求める運動が始まる	
1960年代	アメリカ食品医薬品局（Food and Drug Administration, FDA）がピルを経口避妊薬として認可 欧米でマンモグラフィ検診導入 WHOがピルの有効性、安全性を確認 低用量ピル開発	日本の製薬会社が厚生省（当時）に避妊薬としてピルの製造許可申請（1962年） 厚生省が上記の認可申請の審査を中止（1967年）
1975年	国際婦人年世界会議開催。メキシコ宣言（平等、発展、平和への女性の寄与に関する宣言）と世界行動計画を採択 第30回国連総会にて国連婦人の10年（1976−85年）を制定し、平等・発展・平和を宣言	
1976年	アメリカで女性看護師の疫学研究（Nurses' Health Study, NHS）開始 アメリカで女性医療者と患者のパートナーシップによる団体「The National Council on Women's Health」結成	
1980年	第2回世界女性会議（女子差別撤廃条約への署名）	
1983年	アメリカ公衆衛生局（United States Public Health Service , PHS）に女性保健特別委員会が設立	

年代	世界の動き	日本の動き
1996年	アメリカ国立女性健康研究拠点センター（National Centers of Excellence in Women's Health）設立	
1997年		「性と健康を考える女性専門家の会」設立
1998年	FDA新薬申請に、性差、年齢、人種差の検討を義務付け	
1999年		低用量ピル認可 低用量ピルの使用に関するガイドライン作成（日本産科婦人科学会） 感染症新法成立 日本心臓病学会にて天野恵子氏が性差医療を紹介 男女共同参画社会基本法制定
2000年		50歳以上の受診者にマンモグラフィ検診導入

著者紹介

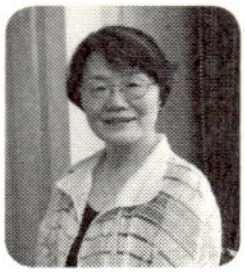

岡山慶子　Keiko Okayama

1986年に株式会社朝日エルを設立し、社会貢献型ビジネスの実践に取り組む。現在、朝日エルグループ会長、認定NPO法人乳房健康研究会理事、NPO法人キャンサーリボンズ副理事長、NPO法人【仕事と子育て】カウンセリングセンター副理事長のほか、NPO法人日本持続発展教育（ESD）推進フォーラム理事などの要職を兼務し、持続可能な社会の啓発活動、教育、地域づくりなどに力を注いでいる。主な著書に『サステイナブルなものづくり』（監修、人間と歴史社）、『ゆりかごからゆりかごへ入門』（共著、日本経済新聞社）、『女たちのすごいマーケティング13の法則』（中経出版）、『やさしさの暴走』（教文館）など。日本社会心理学会会員。

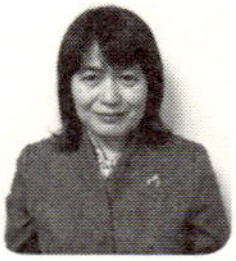

髙木富美子　Fumiko Takagi

1986年株式会社朝日エルの設立に参加し、化粧品や健康関連の商品開発、調査、マーケティング・プランニングなどに従事。第10回「PRアワードグランプリ」（2007年度、公益社団法人日本パブリックリレーションズ協会主催）において「女性が働きたい社会をめざして」でグランプリ受賞。ピンクリボン運動には2000年の乳房健康研究会設立から携わり、2003年同会のNPO法人化にともない理事就任。現在、同会常務理事・事務長。公益財団法人日本対がん協会の委託でピンクリボン団体向けのワークショップのコーディネイトなども担当。『ピンクリボンと乳がんまなびBOOK』編集委員。共立女子短期大学非常勤講師。

ピンクリボン咲いた！
認知率95%のひみつ

2015年2月6日　初版第一刷発行

著者　岡山慶子、髙木富美子
企画協力　認定NPO法人乳房健康研究会、株式会社朝日エル
編集協力　奥山澄枝、真下晶子、上坂優衣子（合同会社コマンドA）

発行者　藤元由記子
発行所　株式会社ブックエンド
〒101-0021
東京都千代田区外神田6-11-14 アーツ千代田3331 #300
Tel. 03-6806-0458 Fax. 03-6806-0459
http://www.bookend.co.jp/

ブックデザイン　大悟法淳一、大山真葵、境田明子（ごぼうデザイン事務所）
印刷・製本　シナノパブリッシングプレス

Printed in Japan
ISBN978-4-907083-21-2

ブックエンドから
好評既刊本のご案内

ソーシャル・ウーマン
社会に貢献できるひとになる

坂東眞理子 著

四六判/並製/184ページ/本体1,400円+税
ISBN 978-4-907083-13-7 C0030

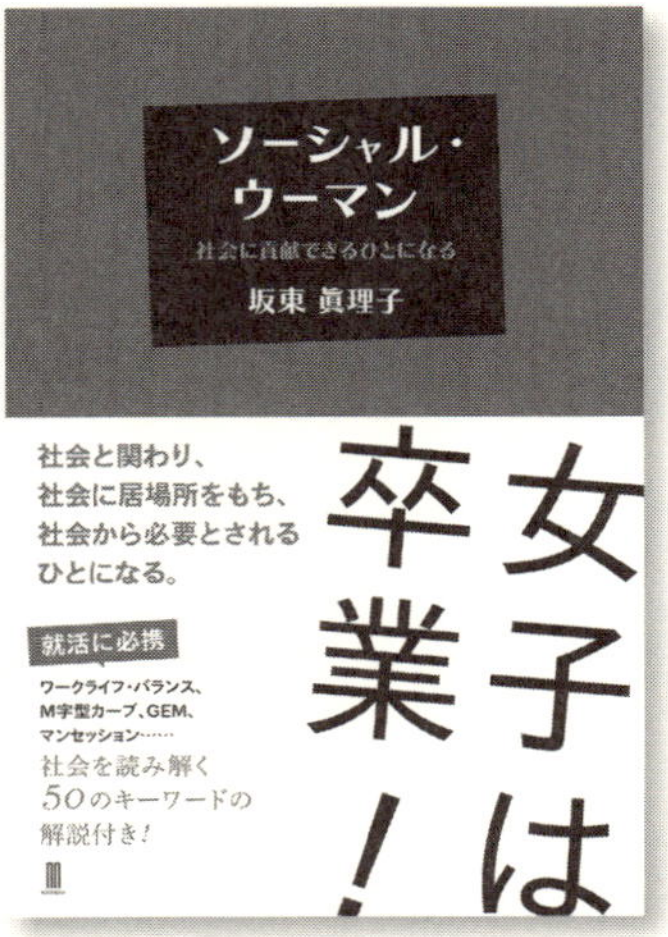

「ソーシャル・ウーマン」は、新しい女性像を表す言葉

名付け親は『女性の品格』の著者、坂東眞理子・昭和女子大学長。これからの女性は、家庭と仕事を両立させながらも、視野を広くもって、よりよい社会づくりにも参加できるような生き方が求められます。本書は、新しい時代の生き方のヒントを、社会のさまざまな話題を交えて語ったソーシャルなエッセイ集。就活に励む学生はもちろん、全ての女性、そして男性、企業、社会的リーダーにも、ぜひ読んでほしい一冊です。

就活に必携、社会を読み解く50のキーワードの解説付き!